文成天縱

中醫古籍稀見稿抄本輯刊

ZHONGYI GUJI XIJIAN GAO-CHAOBEN JIKAN

李鴻濤 主編

45

广西师范大学出版社
GUANGXI NORMAL UNIVERSITY PRESS
·桂林·

第四十五册目録

集成寶鏡二卷

不著撰者

清抄本

集成寶鏡二卷

本書爲中醫醫論彙編著作。又名《摘録各書辨症要語》。不著撰者。本書按照外感、頭面、眉目、耳鼻、唇舌口齒、髮、頸項咽喉、手足乳、胸、心、肺、各種氣痛、喘嗽、勞傷吐血、痰疾、三消、飲食積滯、噎膈、呃逆、肚腹、脅、腰背、小便、大便、中風、中暑、瘧疾、黄疸、瘟疫、諸血、諸汗、癍疹、奇病、寒熱、雜治、婦女、小兒等部，歸納摘録辨證辨病、治則治法、選方用藥精論，故書名題作『集成』。又題作『寶鏡』，即做臨證借鑒之意。末附摘録自《筆花醫鏡》的各部辨證要語。

集成寶鏡 上

壽人藏

摘錄各書辨症要語目錄

腦漏
頭項不能轉動
頭面腫大
兩腮發腫

眉目部

眉爛毛脫
目赤腫痛
目胞腫痛
瞳人反背
小兒瞳人不正
青光瞎眼
兩目夜不見物
目中努肉
目中流血
目中如有虫行

耳鼻部

耳鳴

耳癢

鼻燥

鼻衄

鼻淵

唇舌口齒部

唇焦熏目痛鼻乾

唇中脹大

舌捲熏囊縮

耳聾

鼻塞

鼻赤

鼻痔

鼻粱窒痺

唇焦熏嘈雜煩擾口燥

嘴唇翻突

舌脹滿口

筋瘓論

脚氣論

脚氣腿脛紅腫

腿痛轉筋

腿足不能起立

脚心腫硬

胸部

胸膈閉結不通

胸滿腹脹治

脚氣辨

脚氣論

兩膝疼痛

腿膝腰臂疼痛

足軟

乳巖

中滿作脹論

胸前生孔

脇部

腰背部

小便部

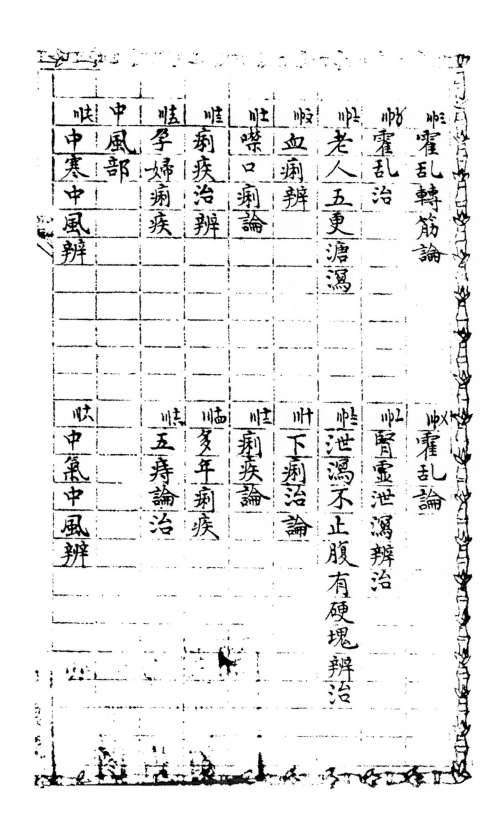

黄疸部

癍疹治

風疹塊

奇病部

男婦與邪物交

頭面發熱

見一物如二物

口鼻流出臭水內有魚蝦走動

口鼻中氣常出不散

遍身皮肉內有聲

癍疹辨治

遍身搔癢

眉毛搖動

頭腫如斗

眼見諸般飛禽

身發寒熱四肢堅硬

面如虫行燒熱

胎前门

孕婦乳腫
孕婦瘧疾
孕婦中暑
將足月而逼迫子戶坐臥不安
孕婦小便多而動紅
孕婦心忡
孕婦腰痛
孕婦泄瀉
孕婦中風

孕婦腹滿吞酸惡心
孕婦霍乱
孕婦中湿
孕婦頭痛
子死腹中
孕婦大便霊急不出
孕婦痢疾
孕婦癱瘓

[illegible]舌捲兩邊

[illegible]軟頸

[illegible]腹痛

附臍内膿血不乾

[illegible]吐舌

[illegible]兒不食乳

附肚臍突出

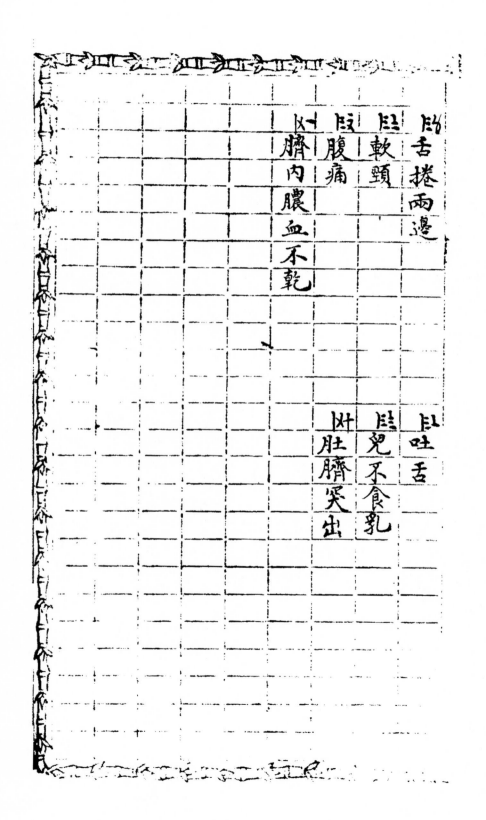

摘錄各書辨症要語

表裏虛實寒熱辨

凡人之病。不外乎陰陽。而陰陽之分。不離乎表裏虛實寒熱六字。夫裏為陰。表為陽。虛為陰。實為陽。寒為陰。熱為陽。良醫之殺人。不過能辨此陰陽而已。庸醫之殺人。不過錯認此陰陽而已。假如發熱惡寒。鼻塞欬嗽。頭痛。脈浮。舌無苔。口不渴。此病之在表者也。如或潮熱惡熱。口燥舌黃。腹痛便澁。脈沉。此病之在裏者也。假如氣短體弱。多汗驚悸。手足心腹四肢畏冷。脈無力。此病之虛者也。若病中無汗。或狂躁不臥。腹脹拒按。脈實有力。此病之實者也。假如

二

唇舌俱白。口不渴。喜飲熱湯。鼻流清涕。小便清。大便溏。手足冷。脈遲。此病之寒者也。若舌赤目紅口渴喜冷煩躁溺短便閉。或唇燥口乾。此病之熱者也。凡此皆陰陽之分也。至於邪盛正衰。陰虛火亢等(痞)則足陰中之陽。陽中之陰。其間毫釐千里。命在反掌。辨之者安得不慎乎哉。

傷寒論治

傷寒之症。與春溫夏熱不同。溫熱症。頭痛發熱。必不惡寒而口渴。若傷寒則異是。其症由表而入裏。初起時邪在太陽膀胱經。則頭痛惡寒發熱。脈浮。用加味香蘇散(表一)。或桂枝湯(表三)。麻黃湯(表四)。柴葛解肌湯(表五)。

維傳陽明胃經。則目痛鼻乾唇焦不渴。宜葛根湯。再傳少陽胆經。則目眩耳聾胸滿脇痛口苦寒熱往來頭汗脉弦。宜小柴胡湯。此三陽傳經之表症也。失治則傳入三陰矣。其傳入太陰脾經者。則腹滿痛下利脉沉。宜大柴胡湯。其傳入少陰腎經者。口燥咽乾痛利清水目不明危矣。宜小承氣湯。大承氣湯。至傳入厥陰肝經者。小腹滿舌捲囊縮厥逆。用大承氣湯。或有得生者。亦有不傳三陰而傳入太陰脾腑者。則口渴溺赤。宜五苓散。傳入陽明胃腑者。則譫語狂亂燥渴便閉轉失氣自汗不得眠。宜白虎湯。調胃承氣湯。以上為傳經傷寒。因寒化火也。其有初起直寒邪直中三陰者。其症腹冷痛。吐清水。利清穀。倦臥、肢冷、囊縮、吐蚘。舌黑而潤。脈沉細。此寒症也。直中太陰脾者。理中湯主之。直中少陰腎者。四逆湯主之。直中厥陰肝者。白通加豬胆汁湯主之。急投勿緩。此係醫家第一要症。故首列之。

傷寒傷暑熱病辨

傷寒傳變症候繁多。大抵自霜降後。春分前。寒邪所感者。為正傷寒。春夏別感者。謂之四時傷寒。必兼雜症。惟得病之初。先要審辨。夫傷寒症候。大類傷暑。但傷寒惡寒。而身寒。傷暑。寒惡熱。而身熱。脈緊。惡寒。謂之傷寒。脈緊緩。惡風。謂之傷風。脈盛壯。熱。謂之熱病。

脉虛身热謂之傷暑傷暑脉浮大而散或弦而遲蓋热傷氣散而脉虛也外症見頭痛身热暍煩渴口乾面垢自汗倦怠少氣或背寒惡寒甚則迷悶不省手足抽動或嘔瀉腹痛下血發黃出班等症行路得之為中热靜室得之謂為傷暑又胸膈脹滿頭痛發热時有止歇者勞役食積也惟頭痛惡寒發热身足酸痛晝夜不歇傷寒也傷寒由毛竅而入自下而上始足太陽膀胱屬水寒即水之氣同類同相從之義也溫病由口鼻而入自上而下鼻通於肺始手太陰屬金溫者火之氣風者火之母火未有不克金者雖傷寒論中亦言中風此風從西北方來乃觱發之寒風也最善收引

四

陰盛必傷陽故首犯太陽經中之陽氣而為頭痛身熱等症此（其痛連項）
論中亦言傷風此風從東方來乃解凍之溫風也最善發泄盛陽
盛必傷陰故首犯太陰經中之陰氣而為欬嗽自汗口渴頭痛
身熱尺熱等症

風溫溫毒溫疫溫熱暑溫濕溫秋燥冬溫溫瘧辨

風溫者初春陽氣始開厥陰行令風夾溫也其症寒熱時作脈弦
數兩寸獨大頭痛嗜睡昏迷不醒欬嗽口渴喉中有牽鋸聲宜羌
防散之其鼻塞流清涕欬嗽者風在皮毛間也宜荊芥牛蒡散之
溫毒者春末夏初陽氣弛張溫盛為熱也其症咽痛喉痛腫或耳

前耳後腫。頰腫面赤。或喉不痛。但外腫。甚則耳聾。俗名大頭溫蝦蟆溫。普濟消毒飲去升柴主之。初起一二日。再去芩連。三四日加之為妙。此皆由地氣之穢濁。藉少陽之氣而上升。春夏地氣發泄。故多此症。秋冬地氣間有不藏之時。亦或有是症。溫疫溫熱即溫毒之推而言也。溫疫之見證無定。溫熱則神昏意亂發狂譫語。煩躁口渴。或自汗。白虎湯主之。暑溫者正夏之時。暑病之偏於熱者也。形似傷寒。但右脉洪大而數。左脉反小。口渴甚面赤汗大出。初起以香薷飲主之。待舌苔或糙或灰白。白虎湯主之。脉芤者加人參主之。初起惡寒者。桂枝湯主之。濕溫者長夏初秋。濕中生熱即暑病之偏於濕者也其症面黄身重口膩不渴寒熱有汗不解胸悶不飢午後身熱狀若陰虚頭痛身痛最忌滋潤之劑若下之恐其洞泄其脉必弦細而濡三仁湯主之秋燥者秋金燥烈之氣乃寒燥也然吳鞠通之論未可盡信當隨症用藥為要其症右脉数大傷手太陰氣分者桑杏湯主之欬嗽者桑菊飲主之燥傷肺胃陰分或熱或欬者沙參麦冬湯主之燥氣化火清竅不利者翹荷湯主之耳鳴者加羚羊角苦丁茶目赤者加鮮菊葉苦丁茶夏枯草咽痛者加牛蒡黄芩諸氣膹鬱諸痿喘嘔之因於燥者清燥救肺湯主之寒燥之症頭微痛惡寒咳嗽稀痰鼻塞嗌塞脉弦無

汗。杏蘇散主之。如脉弦甚而緊者。加羌活汗之。汗後欬不止。去蘇叶、羌活、加蘇梗、兼、泄瀉腹痛者。加蒼朮川朴。頭痛兼眉稜骨痛者加白芷。熱盛加苓。有寒汗、不欬、不嘔、不痛、者。桂枝湯和之。如頭痛身寒熱。胸痛甚則疝瘕痛者。桂枝柴胡各半湯加吳萸棟子、茴香、木香、主之。陽明燥疝裏實而堅未從熱化下以苦温已從熱化下以苦寒。冬温者。冬應寒而反温。陽不潛藏。民病温也。凡温病之屬於冬者。皆是欬嗽咽喉腫痛氣促者。病在膈也。口渴嘔噁譫語。痰涎壅盛者。病在胃也。煩躁發狂不能安臥者。病在心胞也。目赤。便黄。甚至搐搦者。肝熱也。神倦欲津者。熱傷膈而及腎也。當辨臟腑以分治之。濕瘧者。陰氣先傷。又因於暑。陽氣獨發也。其症骨節疼痛。時嘔。脈來如平。但熱不寒。白虎湯桂枝主之。舌白渴飲咳嗽頻頻。寒從背起。伏暑所致。名曰肺瘧。杏仁湯主之。熱多昏狂讝語煩渴。舌赤中黃。脈而數。名曰心瘧。加減銀翹散主之。重者安宮牛黃丸主之。此症與伏暑相似。亦溫病之類也。彼此實足以相混。故附於此。可以參觀而並見矣。

八七六　五

頭面部

頭痛

外感則常痛不休。內感傷則時痛時止。外感則鼻塞不通。內傷則口淡無味。外感則手背熱。內傷則手心熱。外感屬有餘。宜汗吐下。內傷屬不足。宜溫補和。

偏頭風　左屬風與血虛。右屬痰熱與氣虛。

偏正頭風　此症發時雖盛暑亦覺畏風。痛不可忍。[illegible]

頭痛症。有因肝經風熱上升作痛者。其症必有寒熱嗜睡。時常迷昧○喚則神清○停刻又然也○且有驚惕之象○有清空膏、柴胡疏肝散、紫苓煎均可主之○有因傷暑風而痛者○其症惡寒而煩渴○香薷飲加荆芥、秦艽主之○有因中時疫而痛者○其症發漸嘔噁○胸滿或脹悶讝狂、昏焦口渴○香蘇散、神朮散次第進之○便閉加大黄○此二者皆肺經病也○有因膀胱中寒邪而痛者○痛必兼腦而連項脊也○即傷寒病初起之頭痛也○加味香蘇散加羌活、葱白主之○有因胃火上冲而痛者○頭筋扛起○痛當額中也○加味升麻湯主之○有因熱痰而痛者○必有痰出喉中○作響○乃脾胃之熱也○瓜蔞散加牛蒡主之○有終年似痛非痛者○乃腎水不足也○用四物湯去芍藥○加玉竹

此二方不如用消障救睛散

山萸山葯元參五味麥冬主之。有腦後作痛者。乃風入腎經也。前方去玉竹山萸元參五味麦冬。加天麻麻黄芎葯陳皮茯苓甘草主之。亦有因氣虛而作痛者。痛亦如腎虛症。而脉右寸必散。右尺亦細弱。或兼喘症。宜助陽補肺為湯。尋常感冒風寒者。香蘇散加減。

頭眩　有因血虛風動者。目前一時昏花。雖然小症。而大病即從此起。卒有猝倒而不可救者。用防眩湯多服之。有因酒湿生熱上蒸者。口膩或淡或苦。或兼嘔噁。面黃痞滿等證。葛花清脾湯主之。

頭汗　此症必有寒熱者。胆經寒邪將化火也。小柴胡湯加丹皮主之。無寒熱而常出者。陽虛也。遇食而出者。名蒸籠頭。亦陽虛也。

宜温補之。

雷頭風痛症　痛、處、起、核、塊。頭、中、如、雷、鳴、者、是也。用息風散。

頭風目痛　肝熱、生、風、也。龍胆瀉肝湯加香附主之。

頭腦鳴響　因虛者補之。因風者照上頭風治之。

搖頭下血　肝、風、甚、也。防風黄芪丸主之。

腦漏　見鼻部

頭項不能轉動　此、腎、氣、上、攻、也。附子川椒姜煎服。

頭面腫大　名、大、頭、瘟、詳温毒辨。其、熱、痛、者、風、也。葛根湯主之。

兩腮發腫　酸、痛、者。名、遮、腮。或單腫一面。此、風、濕、也。若、病、後、腫、而、而不酸痛着。名曰發頤。用荊防天麻白芷加醒消丸主之。

眉目部

眉
㸌毛脫。肝經受風故也。

眉棱眼眶見光而痛。肝虛也。逍遙散主之和

目
赤腫痛。風熱入目故也。蟬花無比散主之。但赤而不腫痛者。火、

克金也。瀉白散加芩菊翹主之。但痛而不腫者。薰鼻乾唇焦症。

此胃家有表邪熱作火也。葛根湯主之。

目
胞腫痛。肝火上升故也。柴芩煎主之。如胞中皮裏肉外有痰核

者。大棗如棗。小如豆。推之移動。皮色如常。硬腫不痛。宜服化堅

二陳丸。外用生南星和醋磨濃汁。時時搽之。微用指甲擠出白

粉而愈。目乾而澁者。水不養木也。六味地黄丸主之。

瞳人反背。此肝胃肺熱極所致。用蜜蒙花湯。服後即時發冷者。其光必轉。若光未盡轉。再服一劑。接服鎮精丹一二劑。眼珠已有白点不效。

小兒瞳人不正。因跌打損傷頭腦受驚。以致觀東則見西。觀西則見東。用石楠叶、甜瓜蒂、藜蘆共為末。吹少許入鼻孔。通頂為度。日吹三次。内服牛黄定驚平肝等藥。

青光瞎眼。人望如好眼。自覺不見者是也。因肝腎命门虛故也。宜補肝壯陽之法。

目眩者。胆有邪热也。小柴胡湯加山梔主之。

兩目夜不見物。俗名鷄宿眼。肝虛故也。宜温補肝經為法。

目中努肉。紅筋白膜。雲翳諸症。由厥陰風火上冲頭痛故也。用消障救睛散。體虛者忌。

目無光者。腎虛也。六味地黃丸主之。

目中流血。乃陰虛相火妄動之症。婦女有此。月經不行也。用四物湯加龍胆草治之。

目不明者。腎虛而熱也。知柏八味丸主之。

目中如有虫行。癢不可忍。此風熱也。用羌活。枯礬。硼砂。共爲細末。口水調作丸。如米大。時將一丸。納入眼中。少頃洗下。

耳鼻部

耳鳴如風水鍾磬之聲。乃腎水虛而相火旺也。六味地黃丸。加知母牛膝主之。

耳聾兼脹。或不脹或而發熱。或脹而頭重。皆風火上冲而閉也。逍遥散加蔓荊菖蒲香附主之。或用連翹散。如聾而不兼外感者。腎虛也。六味地黄丸加枸杞人參菖蒲遠志主之。或耳聞螞蟻戰鬥之声。時開時閉。此腎水虧極。兼鬱怒氣傷肝所致。用柴胡梔子湯。

耳癢者。風熱相搏。津液凝聚而痛癢也。名曰脖耳。逍遥散去白术加荷叶貝母香附菖蒲主之。

鼻塞者。風寒客於腦。以致鼻竅不通而塞。辛夷上通頭腦。宣九竅。利関節。為主治要藥。兼噴嚏者。二陳湯加蘇叶生姜主之。其變燥者。邪化火而液乾也。貝母瓜蔞散主之。

鼻赤者。濕熱內蒸也。黃芩清肺飲加葛花主之。

鼻衄者。血熱妄行也。葛根湯主之。

鼻中生痔。由濕熱上蒸而成也。甜瓜蒂、甘遂、枯礬、螺殼灰、草烏灰為末。蘇油調作丸。如鼻孔大。每日以丸塞入一次。或以淡米冬瓜煎湯當茶飲。

鼻淵此症從腦頂一股酸氣。由鼻孔而下。有水鼻臭不可聞。由胆經移熱於腦也。此症辛夷為君。或用松花粉時時嗅入鼻中。或用辛夷花。別名木筆花又名旱蓮蓮去赤肉毛子。用芭蕉煎水泡一夜。焙乾為末加麝香少許。葱白蘸入鼻孔。凡鼻痔、鼻塞、鼻瘡、鼻中肉塊等。皆能見效。其流清涕而不臭者。肺寒也。二陳湯加蘇梗主之。

鼻梁窒痺。肺熱也。宜清之。

唇舌口齒部

唇焦、蕉、目痛鼻乾者。胃經邪熱作火也。葛根湯主之。

唇蕉、嘈雜煩擾口燥者。痰火為患也。二陳湯加黄連山梔主之。

唇中脹腫大。因心脾熱而有痰也。生蒲黄川連冰片為末麻油調敷。其蕉唇邊口角生紅白顆粒者。即疔瘡也。有頭痛寒熱痛癢等症。亦有麻木不知痛癢者。須照疔瘡门趕緊治之。

什 火 仁

嘴唇陡然翻突。形如猪嘴。此名唇菌由心脾熱毒所致。對時必死。無藥可救。用漕鷄屎敷之。服救唇湯。

舌捲兼囊縮者。邪入厥陰血涸也。大承氣湯主之。

舌脹滿口。名曰要舌。至危之症。由心經火盛而然。其症腫硬。咽喉閉塞。即時氣絕。急用皂礬。不拘多少。於放新瓦上火煅紅色。候冷研細。以磁調羹撬開牙關。或用盐梅擦之。或用半夏擦之。自開。將藥擦上。再用鍋底烟三錢酒冲服。若舌腫而喉内有痰者。即是喉風。照咽喉门治之。若中木瓜毒而舌脹者。照驗方編解救諸毒门治之。

舌忽腫出口。長數寸。此亦心火熱所致。急宜清之。又傷風寒熱勢病

後。舌出不收。用梅片研細摻舌上。須多用。乃效。勿咽下。

舌上出血。如湧泉。或紫或黑。由心火上炎。以致血熱妄行。用瀉心湯治之。凡舌爛生菌等症。皆心脾之熱毒也。宜清之。

舌下重生小舌。即重舌也。照重舌方治之。

舌下細粒如豆。此肺癰也。照肺癰方治之。

舌下腫痛。亦重舌之類。用蒲黃五錢。濃煎。去渣。含口中。數次。

口臭難聞。胃家有熱也。宜清之。

夜臥口渴喉乾。腎虛相火上沖也。宜元參片含口中。次日吐之。

口角流涎。有因脾冷而致者。飲食必減少。而胸次悶。或大便溏。腹中痛。用溫燥扶土之法。有因脾熱而致者。用涼燥扶脾泄濁法之治之。用黃芩芍藥湯治之。此脾熱蒸濕也。

口渴。有因血虛液燥者。其人內熱熾甚。必蒸骨蒸勞瘵也。甘露飲主之。有消渴者。風燥其液也。必有瘧象。口苦耳聾頭痛等證。一柴胡飲主之。有因腎熱而渴者。必兼咽乾腹脹拒按也。此水將涸也。大承氣湯主之。有燥渴譫語發狂者。此大腸有燥屎不出與腎熱相似。小承氣湯主之。有因小便不通而渴者。熱在上焦也。四苓散加山梔黃芩主之。三消中有口渴者。中胃燥熱結聚為上消也。二冬湯主之。有因暑閉而渴者，邪暑中肺，即夏月之熱病也。消暑丸加香薷木通主之。有傷暑風而渴者，必惡寒頭痛也。香薷飲加荊芥秦艽主之。有中時疫而渴者，其初頭痛發熱，漸至嘔噁，胸滿或脹悶，譫狂，又熏蒸焦也。香蘇散、神木散次第進之。或用治疫清涼散。便閉者加大黄。

口渴論

口燥多飲為消渴，由火盛津枯，宜潤燥滋陰。

生津止渴論

梅冬花夏實，得木之全氣，味最酸。胆為甲木，肝為乙木。人舌下有四竅，兩通胆液，故食酸則津生。

口苦者，熱在胆，胆汁泄也。胆移熱於肝，肝熱亦苦也。均以小柴胡湯主之。

齒痛論

齒雖屬腎。為骨之餘。而上齦屬足陽明胃。下齦屬手陽明大腸。陽明風熱上攻。故動搖腫痛。

齒痛論

牙痛不外風火虫三項。又有虛火實火之分。虛火者痛必緩。日輕夜重。實火者痛必甚。風痛者痛且腫。甚至頭面皆痛。呵風亦痛。虫痛者發時必在一處。叫號不已。亦有虛痛總在一處者。治法雖多。初服甚效。而再服之不效。蓋虛實各有不同故也。

齒痛有因陰虛邪火上蒸而痛者。此陽明有餘。少陰不足。其痛必連頭頂。玉女煎主之。有陰虛而痛者。痛必緩。或時痛時止。玉女煎去石膏知母。加枸杞歸身之類。有因風火而痛者。腮外發腫。或呵風亦痛。在足陽明。則用連翹石斛羌活川芎之類。在手陽明。則用秦艽薑根元明粉防風之類。或有兼牙齦腫頭痛者。照風火症治法。有因虫作痛者。痛必在一處。或齒縫有膿。或無膿。用明雄末蔴油調勻。令口漱片時。吐出再漱。數次即愈。

牙根腐爛。名走馬疳。凡大人熱病之後。及小兒痘疹之後。火毒流於胃經。致有此患。勢甚危急。甚則落牙穿腮透鼻。一二日即能致命。故有走馬之名。言其捷也。此症有五不治。不食爛舌根不

廿　紋

治○黑腐如筋者不治○白色肉浮者不治○以其胃爛也○牙落穿腮臭不堪聞者○不治○山根上發紅點者不治○如是凶險○命在須臾○急用生大黃丁香菉豆研末○熱醋調敷兩足心○再用金鞭散敷（方見雜方幼科部牙）之○病重者用珠黃散○

牙痛薰腿痛者○名青腿牙疳○此症兩腿○形如雲片○或紅或青○大小不一○痛而腫硬○步履艱難○其毒上攻○以致牙根腐爛○甚至穿腮破唇○照上走馬疳治之○腿上腫處○用清涼膏治之○（在驗方編湯火傷門）

牙縫出膿而不潰爛○或似膿非膿○痛不可忍○此虫牙也○照虫牙痛方治之○

牙衄、此牙縫出血。又名牙宣。乃陰虛熱極所致。發時血出不止。若不急治難救。六味[補]地黄湯主之去萸肉主之。人有滿口牙齒出血者。時有時無。用枸杞為末。煎湯漱口。然後吞下。如血出不止。即用黄豆渣敷之。有中[輕]粉毒而出血者。必臭腫。照驗方編中輕粉毒治之

牙痛有結核齦腫者。火鬱故也。用犀角、羚羊角、焦梔、元參、知母、連翹、銀花、生艸、煎服。

齒長數寸。此名髓溢症。用白朮為末。人乳拌蒸服之。

髮部

烏髮方。用熟地、生首烏、胡芝麻、萬年青、桑叶、白菓、桔梗、為末。不可

經鉄器。為丸。每日早飯後服。至一月乃效。

頸項咽喉部

頭頸直硬。不能轉側。此肝腎二臟受風故也。用木瓜、二个取蓋去瓤 没藥二兩 乳香二錢 同入木瓜內。加蓋縛定。飯上飯蒸三四次。研爛成膏。每用三錢。入生地汁半盞。熱酒二杯化開溫服。

咽喉辨治

咽喉之患。最為險惡。急然痛不可忍。屬寒症。若悠緩而痛。乃為熱痛。內經云、驟起非火。緩起非寒。虛寒實熱。是在明審者知所區別。

咽喉腫痛欬嗽吐血論

腎脉貫肝膈。入肺中。循喉嚨。系舌本。腎

壹則相火上炎。凡喉痺咽痛。欬嗽吐血。潮热骨蒸。皆本於此。

清喉降火論

梨、能清、喉、降火。實火宜生食。生者可清六腑之热。虛火宜熟食。熟者可滋六腑之陰。

頸腫喉痛。由風火上鬱而致。用牛蒡清喉散（表十八）。或用加味甘桔湯（表廿）。

喉痺喉風皆外症。故不備載。畧誌一二。以備不測。喉痺有項刻而起。毫無別恙者。壹寒陰火之症也。桂姜湯（寒廿）主之。喉內無蛾疾声不響。喉內氣急不通。鎖喉風也。六神丸主之。或用殭蚕川貝之類。又有喉內热結。喉外腫大。或不腫。麻而且癢。身發寒热。痰在咽中。作响。舌白而不腫。或頭目腫痛。此喉風也。即照鎖喉風治之。用美桂湯調理。

喉痛且腫。心痛閉目不語。牙緊發譫。手足麻木。起首脉散者。名砵砂症。又名心經病。非喉風也。經驗方編瘟疫門雷擊散治之。

喉間作痛。爛不收口。兼咳嗽者。爛喉痧也。人中白散主之。再用珠黃散吹之。

喉癬一症。體虛多鬱者患之。喉生苔癬。色暗不紅。不腫不閉。氣出如常。微微痛癢而咳。有碍飲食。此係虛火淹纏。忌刺畏補。用生洋參桑叶天花粉之類治之。又有風火喉癬。屢愈屢發。並無夜熱咳嗽吐血等症。亦有病久而吐血者。喉痛紅赤。似秋海棠叶背。用牛蒡清喉散治之。

咽喉腫痛。日輕夜重。痰如鋸聲。此陰虛也。用熟地茱萸麦冬五味牛膝茯苓治之。

喉中氣結如梅核樣。時有時無。此由肺陰虧而虛火上炎也。亦忌補。如喉痹第一症方治之。

咽喉作癢。此喉管傷寒也。不可吃茶酒湯水。用薄荷蘇叶煎服。

咽喉癢痛。身啞。由寒入肺中故也。用肉桂杏仁為丸含化。有陰虛聲啞者。由色慾過度。元氣耗喪。雖參茸無能為力。又有肺胃風热欬嗽聲啞者。用硼砂元明粉胆星冰片為丸含化。

手足部

手足痛。人以為脾經之熱。不知非脾也。乃肝木之鬱也。散其鬱氣。則手足之痛自去。用逍遙散(和)加山梔半夏白芥子主之。治足痿要語 血行故痛止。下行故理。足補肝則筋舒。筋舒則陰強。

肢冷有見於心痛者。其痛若刺而難忍也。姜附湯(寒六)加肉桂主之。又有陽氣不營於四肢者。肢常冷而溫之時少也。此脾寒之症。附子(寒)理中湯主之。又有肢冷而倦臥者。亦常冷而有虛象也。右歸(補)飲理中湯(寒六)並主之。肢冷有見於便血者。冷必喜熱。寒在腸也。附

訓 訓 訓 議 詒

子理（寒）中湯加歸芍主之。

肢軟者。脾屬四肢。脾虛、故軟也。五味（補）異功散主之。又腿（有）痠、足軟者。

血不營筋也。十全（補）大補湯主之。

四肢拘急者。身必痛。此風傷衛、寒傷營。寒主收引故也。桂枝（参）湯主

之。

四肢浮腫者。氣虛而脾亦困也。補中（補以）益氣湯主之。如不浮腫而瘦、

痛者。風濕也。宜用祛風燥濕之味。

痿痺辨

筋骨緩縱、足不任地曰痿。風寒濕客於肌肉血脈曰痺。

風痺不隨論

足受血而能步、手受血而能握。血虛則手足緩散。

廿　廿一　廿二　廿三

不隨人用宜用補血藥而稍加驅風藥以治之

風寒濕三氣合而為痺風勝為行痺寒勝為痛痺濕勝為着痺

在骨則體重在脉則血濇在筋則拘攣在肉則不仁在皮則寒

筋痿論

思想無窮久勞太息甚發為筋痿必兼白淫症治以非

子龍骨桑螵蛸以其入厥陰補肝腎命門之不足

入論

厥陰風木主筋然治筋骨之病以陽明為本陽明主潤宗

筋宗筋主束骨而利機関者也陽明虛則宗筋縱弛故曰治痿

獨取陽明

脚氣辨

足傷湿熱則成脚氣腫而痛者為濕脚氣宜清熱利湿

搜風腫而不痛攣縮枯細者名乾脚氣宜養血潤燥舒筋

脚氣論

脾主四肢或濕熱傷足絡或胃受濕熱之物上輸於脾下流至足則成脚氣惡寒發熱狀類傷寒第脛腫攣痛為異耳宜利濕清熱忌補劑及淋洗

又論

此症始於受湿以及酒色勞傷外感風寒暑熱忽然手足發冷發熱其氣從脚下而起上冲心腹作痛或頭疼身痛或脹悶或嘔吐或昏迷或大便閉塞或兩足脛紅腫身發熱寒熱如傷寒狀從此或一月或半月或數月而發漸漸四肢攣縮轉筋脚膝腫大此是脚氣非中風寒也倘不知而誤以傷寒中風治

之。則為害不淺。下列主治各方。

脚氣腿脛紅腫者。濕熱也。腫而不紅者。寒濕也。紅腫而痛者。且有風也。均以鷄鳴散。隨症加減治之。其氣上冲心腹者。用木瓜檳梛吳萸治之。其腫痛拘攣者。須加靈仙牛膝治之。

兩膝疼痛。名鶴膝風。風勝則走注作痛。寒勝則如錐刺痛。濕勝則腫屈無力。病在筋則伸不能屈。在骨則移動維艱。久則日腫日粗。大腿日細。痛而無膿。顏色不變。成敗症矣。宜早治之。用四神散加銀花。服後覺兩腿如火之熱。即盖煖睡。汗出如雨。待汗散後。緩緩去被。忌風為要。四神煎亦宜隨症皆加減為妙。又有飲

酒過多之人腿足腫痛難忍名酒脚風此症亦時常發也亦用燥濕祛風等味靈仙一味不挑之品

腿痛轉筋氣冲入腹此寒極也若不急治痛冲入心難救用木瓜吴萸食盐煎服

腿膝與腰臀疼痛不已此濕重也用蒼朮黄柏煎服疼痛而緩者時痛時止尚能支動靈痛也宜補腰腎為要

腿足不能起立能食易飢如少忍飢餓即時頭面皆熱或欬嗽不已此痿症也由陽明胃火上冲肺金而肺為火迫不能傳清肅之氣於下焦由是腎水鑠爍乾骨中髓少故不能起立蓋胃大盛

故能食易飢。久則水涸難治。急宜瀉胃火兼補腎水。方用起痿至神湯。服至三十劑。方能全愈。更有臥牀不起者。已成廢人。內火熾盛。熬乾腎水也。雖治專清胃火。而腎水尤不可不補也。用降補丹治之。降中有補。補中有降。故名。

足軟不能步履。人以為腎水之虧。不知非腎也。蓋氣虛不能運用耳。補中益氣湯加牛膝主之。或方內石斛一味去之。

脚心腫起。堅硬如鉄。不能履地。膝上毛孔時時流水。身發寒戰。惟思酒食。此肝腎之氣冷熱相併。用炒草烏頭研末敷。並用炒韭菜子三錢煎服。

乳岩

此症男女皆有。乳内生一小粒。初如豆大。漸大如塊。不痒不痛。至一年後。或二三年。漸漸腫痛。或臭爛孔深。亦有初起色白。堅硬一塊。作痛。此是陰疽。最為險惡。因哀哭。憂愁。患難。驚恐所致。宜早治之。遲則難愈。初生用犀黃丸。每服三錢。酒送十服。或以陽和湯加土貝煎服。忌貼膏藥針刺。倘皮色變異。難以挽回。勉以陽和湯日或與犀黃丸早晚輪服。可救十中三四。倘破後不痛而痒極者。無一毫挽回。大忌。涼藥。或用肉桂炮姜麻黃加二陳湯煎服。或服逍遙散。

胸

胸膈閉結不通。按之極痛。或通而復結。氣喘煩躁狂乱者。熱極所致也。或因傷寒下之太早。而致大小陷胸湯主之。如頑痰壅塞而痰閉胸滿者。脉必滑。喉中必有痰聲。清膈煎主之。胸滿而痛者。氣鬱而脹也。加味甘桔湯主之。胸滿而兼嘔噁頭痛發熱脹悶。或譫狂唇焦口渴。中時疫也。治疫清涼散主之。便閉加大黃。有胸脹滿而噯者。或噯而不出。皆食滯也。大和中飲主之。或用保和丸。有氣鬱發悶。必有氣促之象。沉香降氣丸主之。又有胸脹痛。按之更痛者。蓄血也。澤蘭湯主之。有胸痛嘔膿者。胃脘癰也。不必治而自愈。又有邪氣結聚而胸滿者。必有口苦耳鳴脇

痛等證此胆之邪也小柴胡湯加枳殼桔梗主之

中滿作脹論

脹滿症不同消補貴得其宜氣虛宜補氣血虛宜補血食積宜消導痰滯宜行痰挾热宜清热濕勝宜利濕寒鬱者散寒怒鬱者行氣蓄血者消瘀不宜專川朴等行散之藥

胸滿腹脹此脾土衰弱肝旺來克也甚至身面皆黃腫亦有不黃腫者平胃散主之

胸前生孔欬嗽則與此孔相應隨有膿血而出此肺瘻也用五瘻湯治加天冬百合治之或紫菀散人參燕窩百合湯均可

胸骨高起由肺热作脹而致名曰龜胸白虎湯加瀉白散主之

心部

九種心痛論

多屬胃脘痛。曰寒痛。熱痛。氣痛。血痛。濕痰痛。食痛。蚘痛。悸痛。蓋心君不易受邪。若真心痛。手足冷過脘節。朝發夕死。

心痛治論

心痛之症。必分新久。初起因寒因食。宜溫散。久則化熱。用溫劑必添病。用梔子為君。加熱藥為向導。則邪易伏。然不可遽食。得食病必再作也。

有因氣滯而痛。或因食滯脹而痛。或因怒沖煩悶而痛者。均以沉香降氣散主之。有血凝攻沖而痛者。痛有定處。轉側若刀針刺

之。手拈散主之。有因虫嚙而痛者。必在飢時作痛。痛亦緩。面白

唇紅。化虫丸主之。有霊痛者。似饑似飢。似手按心。喜得手按。詳

參麥冬湯主之。有過寒而痛。或飲冷茶而痛者。暴痛非常。肢冷

氣冷。綿綿不休。姜附湯加肉桂主之。有因心悸怔忡而痛者。喜

得手按。歸脾湯主之。或四君子湯加柴胡木香主之。痛有見為

嘈雜者。煩擾不安。口燥唇焦。痰火為患也。二陳湯加山梔黃連

主之。

驚悸者。心中惕惕然。恐神失守也。心霊之故。七福飲主之。或用秘

旨安神丸。兼胃脘痛者。四君子加柴胡木香主之。

忮 什 仕 佳 佳

健忘者。心腎不交。神明不充也。歸脾湯。十補丸均可。

怔忡者。氣自下逆。心悸不安。歸脾湯主之。兼胃脘痛者。四君子加柴胡木香主之。

驚悸論

有觸而心動曰驚。無驚而心動曰悸。即怔忡也。有因心虛心火動者。有因肝虛膽怯者。有因水停心下者。火畏水。故悸。地黃能交心腎。而益肝膽。亦能行水。故治驚悸者。以地黃為君。

驚悸目張不瞑論

目系連肝膽。恐則氣結。膽橫不下。故目不瞑。郁李淵能散結。隨酒入膽。結去膽下而目明安瞑矣。

有肝熱而氣上冲心者。必有喘象。有或有痰聲。此火炎而逆上也。

柴芩煎（表裏三）主之。甚則小承氣湯（攻二）。

胃脘痛有嘈雜躁擾。得食暫已。氣促食少者。中虛挾痰也。五味異功（補二）散主之。餘照上心痛治之。因心痛即胃脘痛也。

心痛喉腫。閉目不語。治見咽喉門。

水停心中。有聲如雷。口眼歪斜。不省人事。胆礬壹分為末。溫甜酒送下。以吐盡痰為度。因虫而致者。則用雄黃五錢。清油半碗。吐出虫乃愈。

肺部

肺痿肺癰辨

肺痿者。感於風寒。欬嗽短氣。鼻塞胸脹。久而成痰。有寒痿熱痿二症。肺癰者。熱毒蘊結。欬吐膿血。胸中隱痛。痿重而癰稍輕。治瘻宜養血補氣。保肺清火。治癰宜泄熱豁痰開提升散。癰為邪實。瘻為正虛。不得混治。

肺瘻論

肺瘻葉焦。發為瘻躄。肺者相傳之官。陽明濕熱上蒸于肺則肺熱叶焦。氣無所主。而失其治節。故瘻躄。苡米得土之氣則燥。秉秋之氣則涼。故能燥皮濕。而善祛肺熱。凡筋寒則急。熱則縮。濕則縱。然寒濕久留。亦變為熱。又有熱氣薰蒸。水液不行。久而成濕者。故苡米為去濕要藥。

肺瘻者。火刑金而叶焦也。欬嗽短氣。鼻塞胸脹。欬出濃痰成塊。似膿非膿。久則胸前生孔。欬嗽則與此孔相應。隨有膿血而出。五瘻湯主之。再加天冬、百合為妙。或紫菀散、人參百合燕窩湯亦可。

肺癰者。隱隱而痛。吐痰腥臭。舌下細粒如豆。此其證也。桔梗湯主之。舌下無細豆一粒者。必兩脚骨疼痛。心口之上內微痛。或兩脇微痛。及欬嗽口渴喉乾。此皆肺中生毒之証也。或用葦莖

又治法。出吐出膿色皆白。用犀黃丸。貧寒者。用陳年醃芥菜滷。每早服半杯。用豆腐漿沖服。服後胸中一塊塞上塞下。如此數次。吐出惡膿。數日膿盡自愈。凡患此症者。終身忌食鴨蛋、白鯗、紅蘿蔔、石首魚、著黃魚、甲魚。食則復發難治。

肺癰腸癰辨

兩症皆吐臭痰。用棉花捲竹片上。蘸油點火。使本人觀之。若肺癰看火頭是兩个。腸癰火頭只一個。

各種氣痛部

一切氣論

人身以氣為主。氣盛則强。虛則衰。順則平。逆則病。絕則死。經曰、怒則氣上。恐則氣下。喜則氣緩。悲則氣消。驚則氣亂。思則氣結。勞則氣耗。寒則氣收。熱則氣泄。名曰九氣。以香附為君。隨症而加升降消補之藥。

治一切氣痛論。諸氣膹鬱。皆屬於肺。用治上焦氣滯。金鬱泄之也。中氣不運。皆屬於脾。用治中焦氣滯。脾胃喜芳香也。太陽氣滯則後重。膀胱氣不化。則癃閉。肝氣鬱則為痛。用治下焦氣滯。塞者通之也。

暑傷氣脉絶氣短論

心主脉。肺朝百脉。補肺清心。則氣充脉脉復。故脉絶將死。服生脉散（補肺）能生之。夏月火旺克金。脉肺氣易絶。治之尤宜。

氣母氣籥論

脾為氣母。肺為氣籥。凡用補藥。有宜佐陳皮以利氣者。

氣急症治

氣急者。金不生水。而虛火上炎也。知柏八味丸。加生洋參麥冬主之。此症即氣喘。宜看下喘症分别而治。不可泥此。

走注氣痛

忽有一處如打撲之狀。痛不可忍。走注不定。靜時其處冷如霜雪。此因暴暴寒所傷。用楊柳白皮酒煮布包。乘熱熨之。

有各種氣痛部血更炒。

心胃氣痛。有滴水入口即吐者。有痛極難忍。抓破衣服者。此氣脹而滯也。五香散主之。或用茴香散。良附散。痛而如錐刺。手不可按者。失笑散主之。凡小腹疝氣脚氣。及產後血崩血暈。一切氣痛。均以失笑散爲主。

肝氣痛用夏枯草煎水代茶飲。體虛者加瘦猪肉四兩同煮。凡肝病最忌食鷄。又忌食椿芽。

心胃虫疾作痛。此症滴水入口即吐。或口渴飲水不止。或吐清水者皆是。用川椒烏梅生姜煎服。

酒食凝滯。攻冲作痛。或有形。或無形。忌手按。宜宣通血絡。用楝子延胡五靈桃仁蒲黄煎服。

氣閉者。氣壅塞其絡而滿悶也。加味甘桔湯主之。

小腸氣者。氣滯下焦。臍下轉痛。失氣則快也。橘核丸主之。

氣滯者。或食脹。或怒冲煩悶而痛。沉香降氣散主之。

喘嗽部

喘嗽不眠論

左不得眠。屬肝脹。宜清肝。右不得眠。屬肺脹。宜清肺。

治欬嗽論

脾無濕不生痰。故脾為生痰之源。肺為治痰之器。按

有聲無痰曰欬。傷肺氣也。有痰無聲曰嗽。動脾濕也。有聲有

痰曰欬嗽。或因火。因風。因濕。因痰。因虛勞。因食積。宜分証論治。大法。治嗽。以治痰。爲先。治痰。以順氣。爲主。氣順。則火降。痰消。宜以半夏南星燥其痰。枳殼橘紅利其氣。肺虛加溫斂之味。肺實加涼瀉之劑。

熱欬嘔逆煩渴論

氣有餘便是火。火盛必生痰。用枇杷叶淸肺和胃而降氣。則火降痰消。諸恙悉已。

欬嗽喘促宜薰補下論

乾欬痰嗽屬陰虛者。地黃丸爲要藥。亦能除痰。凡久病陰火上升。津液生痰不生血。宜補血以制相火其痰自除。若欬嗽至氣高汗漬。不補下而但淸上。必至氣脫猝亡。醫之罪也。

又氣短似喘。呼吸急促。氣道噎塞。不能升降。勢極垂危者。宜責（補）元飲。常人但知氣急。其病在上。而不知元海無根。肝腎虧損。此子午不交。脫氣脫症也。不獨男子有是症。而婦人血海枯極者。尤多患此。宜以此飲濟之。緩之。倘庸衆妄云痰逆氣喘滯。用牛黃蘇合。及青皮陳皮枳殼破氣等味。則速其危矣。

欬嗽治

欬者無痰而有聲。氣爲邪遏也。桔梗（表）前胡湯主之。嗽者無聲而有痰。胸脾霊湿者重也。平（燥）胃散主之。或用二（燥）陳湯。欬嗽者有聲而有痰。液已化痰也。止（表）嗽散主之。有因風熱而欬者。鼻塞聲重頭痛喉痛。甚則昏迷嗜睡。喉中痰如鋸聲。麻黃湯主之。
或羌活防風川芎之類。有因熱欬者。欬出濃痰。或目赤喉痛。大
形刑金而灼肺液也。黃芩知母湯主之。有因寒而欬者。鼻塞流
清涕。或惡寒發熱。甚則落枕即發。此肺氣不得升降也。麻黃湯
主之。輕者用止嗽散。有因肺虛而咳者。聲不甚響。氣急煩滿喉
間燥渴。欲飲冷水。体倦肌瘦。發熱減食。甚則喉嚨音嘶不出。六
味地黃丸。加白蜜胡桃主之。有因肺虛而欬者。不甚急。時常
有欬之。喉間亦燥。痰白成塊。人參燕窩百合湯主之。又有上欬
而下失氣者。小腸寒嗽也。止嗽散加白芍主之。又有胃家熱氣

上、薰。再、加、木旺、而、火、愈熾。黄、或有痰。或無痰。黄芩知母湯主之。

或加柴胡赤芍等味。

欬

嗽聲重。胸脇隱痛。頸項强硬。不能轉側。肺癰也。久則鼻流清涕。

欬吐膿痰。黄色醒穢。重則胸脇脹滿。呼吸不及。飲食減少。脉洪

自汗。漸至欬吐痰血。寒熱往來。形体消瘦。聲啞喉痛。轉為肺痿。

皆危症也。均照肺部各方醫治。

小

兒晝夜咳嗽。食少髮黄。脾虚也。用山藥煮熟加糖調服。

喘

症治

有、因、脾虚、而、喘、者。必多痰。喉間有鋸聲。食不化、而難飢。

或薰、嘔噁。胸次滿悶。五（補）味異功散。加五味牛膝主之。有、因、肺、虚、

而喘者。喘必氣急。有虛火上炎之象。知柏八味丸主之。腎虛亦
如之。有因水閉而發喘者。胃經蓄水作腫而浸肺也。五皮飲主
之。有因火閉而發喘者。火鬱於肺而喘脹也。必有口渴神昏譫
語。或有痰升等證。白虎湯加桑皮葶藶主之。有因寒風寒閉塞
而喘者。必發寒熱。或兼欬嗽。惡寒無汗。頭痛鼻流清涕等証。加
甘桔湯主之。欬嗽者用止嗽散。甚則麻黃湯主之。

勞傷吐血部

虛勞損極論　凡虛損症。一損肺。皮槁毛落。二損心。血脉衰少。三
損脾。肌肉消脫。四損肝。筋緩不收。五損胃。骨痿不起。六極者。氣

極。血極。筋極。肌極。骨極。精極。

虛勞者。吐血而成。或兼欬嗽。形神疲敗。肌肉削瘦。內熱熾甚。或兼虛熱。月華丸。歸脾湯。六味地黃湯。並主之。有虛熱者。金匱腎氣丸主之。

治血論

治血不可單行單止。亦不可純用寒涼。蓋血寒則凝。反為敗症。治實火之血。須順氣。氣行則血自歸經。治虛火之血。宜養正。氣旺。則自能攝血。

吐血論

凡大吐血後。脫血須益其氣。蓋血不自生。須得陽氣之藥。乃生。所謂陽生則陰長也。若但補血。血無由生矣。

試血法

血吐在水內。浮者肺血也。沉者肝血也。半沉半浮者心脾血也。脾肺之血係氣。以補氣益脾為主。肝血屬勞傷。以滋陰降火為主。如概用滋陰之藥。則殺人如草菅矣。俗謂非勞病而治成勞病是也。

吐血宜忌

吐血最忌用參。無論人參高麗參党參。均不可服。又凡勞傷咳嗽吐血。服小便者。百無一死。服寒涼之味者。百無一生。此是要語。

吐衂論

吐血者。血隨吐出。咯血者。血隨痰咯出。或帶血絲。皆出腎經。及肺經。自兩脇逆上吐出者。屬肝經。吐出嘔出成盆成碗。屬胃經。欬血者。欬出痰內有血。衄血者。血溢於腦。從鼻而出。並出肺經。

咯血者。隨痰咯出。或帶血絲。肺、腎兩虛。水不能制火也。初用四生丸。兼用生地黃湯。吐血者。血隨吐出。或欬嗽不止。痰內帶血。此肺中有火。動其血也。四生丸。犀角地黃湯均可。亦有吐出無痰。而盡是血者。或欬或不欬。甚則嘔出成盆盈碗。此胃火灼盛。迫血上行也。白虎湯主之。或黃連阿膠湯主之。

血症辨

涎吐中有少血散漫者。此胃經相火炎上之血也。若血如紅縷。從痰中欬出者。此脉絡受熱傷之血也。若欬出白血淺紅色。似肉似肺者。必死。又咯出痰中有血絲屬腎經。咳嗽有血屬肺經。嘔吐成盆盈碗者屬胃經。自兩脇逆上吐出屬肝經。溺血屬小腸經。下血屬大腸經。牙宣出血屬胃腎虛火。

驗癆虫法

用乳香燒烟薰病人手背。男左女右。以細帕蓋手掌心良久。有毛從掌中出。白者宜治。紅者難治。黑者不治。無毛者即無癆虫。

痰疾部

諸痰論

痰有六。風痰。寒痰。湿痰。熱痰。食痰。氣痰。飲有五。流於肺為支飲。於肝為懸飲。於心為伏飲。於經絡為溢飲。於腸胃為痰

飲宜分治之

諸痰各有葯治論

常山吐瘧痰瓜蒂吐熱痰烏附共吐湿痰萊菔子吐氣痰藜蘆吐風痰

痰入諸經成病論

痰涎隨氣升降無處不到入心則迷成癲癇入肺則塞竅為欬嗽背冷入肝則脇痛乾嘔寒熱往來入經絡則麻痺疼痛入經骨則牽引隱痛入皮肉則瘰癧癰腫以控涎丹治之有奇功此乃治痰之本痰之本水與湿也得氣與火遂結為痰大戟能泄臟之水湿甘遂能行隧經隧水湿白芥子能散皮裏膜外痰氣惟善用者能有奇功也

附 附 微 叶 仁

熱嗽嘔逆有痰論

氣有餘。便是火。火盛。必生痰。用枇杷叶清肺和胃而降氣。則火降痰消。諸恙悉已。

痰飲治

痰停心下。伏而脘有聲。嗽則痛。小半夏加茯苓湯主之。此症脹食冷物過度而成。或氣虛脾弱。不能消化。飲食入胃。皆變成水。嘔吐無時。宜煖胃化痰扶脾為法。用外臺茯苓飲尤效。

痰迷症

頑痰壅閉。不省人事。喉中如鋸聲。清膈煎主之。

食痰

食痰者。脾虛胃弱。土不勝濕。食下即成痰也。六君子湯主之。

濕痰

濕痰者。濕濁上泛。口膩嘔噁惡食。胸痞不舒。甚則腎水虧涸。以其上泛為痰也。二陳湯平胃散均可。

風痰者，風動其痰也。喉間腫脹，頭痛欬嗽，甚則眩暈猝倒，癲癇發狂。宜殭蚕、菖蒲、藜蘆。寒者及陽虛人加附子、胆星。

氣痰者，氣不利，壅遏而生痰也。必見喘證，喉間痰聲如鋸，必然欬嗽。宜杏蘇散加萊菔子、橘紅主之。

熱痰者，熱盛生痰也。必然身熱如火，或內熾，甚則迷竅成厥，神昏嗜睡。輕者枇杷叶、瓜蒂主之，甚則用竹瀝治之。

寒痰者，寒氣凝滯而成痰也。或成乳痰，或成瘰癧結核，或成痞塊，或成痰飲。宜附子烏附兴主之。

燥痰一症，皆由腎虛上泛而成燥症也。宜潤肺滋陰為法。

濃痰由欬嗽吐出。火刑金而灼肺液也。黃芩知母湯主之。

三消部

渴而多飲為上消、肺熱也。心移熱於肺、傳為膈消、是也。多食善飢為中消、胃熱也。癉成為消中、是也。渴而小便數有膏為下消、腎熱水虧也。或飲水多而作瀉為下消。

上消治宜潤脾肺清熱之品。二冬湯主之。

中消治宜宜扶脾清熱之品。生地八物湯主之。

下消治宜肺腎兩治。用六味地黃湯加生脉散主之。

消食易飢。消渴飲水。時時食好梨數口。極妙。無梨食生蘿蔔亦可。

腹中易飢。食下片即吐。此蛇積也。雄黃末水調服數次。
有人飲酒數斗。小便時流。飯量亦加。服消渴諸方。其病更甚。用麝
香三分酒為丸。用枳椇子煎湯送下。此症由食果成積。及飲酒
過度。積熱在脾故也。麝香能治酒果。枳椇亦治酒病。故能奏效。

飲食積滯部

凡飲停滯。胸膈脹滿。或大便不通。或大便泄瀉。或年老。或体虛難
以攻擊內消者。用皮硝紬絹包捆臍上。或服大和中飲。有脾虛而
化穀無力者。四肢必然無力。食物不消。以致吞酸噯腐。或腹硬
氣促。不欲再食。六君子湯加穀芽砂仁主之。有因脾大本衰。誤

食生冷以致食物不化泄瀉不止者六君子湯加肉果益智甚者加附子肉桂主之有因熱極積滯者必致發狂口渴唇焦目赤等象涼膈散小大承氣湯均可

飲食凝滯攻冲作痛或有形或無形方見各種氣痛部

食瓜菓腹脹作痛肉桂末飯和丸服開水送下

糯米積滯神曲木香煎服

惡心吞酸此脾胃虛冷也用益智吳萸肉桂炮姜等治之

胃口虛脹手足厥冷脾虛也宜補之

脾胃虛冷不思飲食宜溫之

胃寒嘔吐黄水。只須温之。

脾家冷積。食胸滿。橘皮散主之。薰治痰氣。

噎膈部

噎膈論

噎膈多由氣血虛。胃冷胃槁而成。飲可下。而食不可下。槁在吸間。喉間之會厭也。食下脘痛。須臾吐出。槁在賁門胃之上口也。病在上焦為噎。食下良久吐出。槁在幽門胃之下口也。病在中焦為膈。朝食暮吐。槁在闌門。大小腸上口也。病在下焦為反胃。又有痰飲食積瘀血壅塞胃口者。如寒痰胃阻。則宜姜附參朮。胃槁則宜滋潤。四物加牛羊乳。瘀血加韭汁。

欬逆嘔噦論

有聲有物為嘔。有聲無物為噦。有物無聲為吐。其症或因寒、因熱、因濕、因痰、氣逆上冲所致。生姜能散逆氣。嘔家聖藥。

嘔吐有因肝實者。嘔出清水無物。或兼胃脘痛。此木火凌胃也。二陳(炒)湯加川連主之。若痛勢緊而難忍者。須溫之。有乾嘔不出吐涎痛作水聲。此停飲也。小半夏(煤土)湯加茯苓主之。如有飲囊則加蒼朮。有因脾虛嘔吐者。食不消化。並無寒熱。此中空也。六君子(補廿)湯加煨姜主之。有因脾胃寒者。嘔吐清水。嘔物不化。食不消而反胃也。有因脾胃熱極而吐者。食不得下。口渴氣促。喜飲冷湯橘皮竹茹湯。加姜汁炒川連主之。有傷寒。或瘧疾。或濕溫等症。見嘔吐者。邪正相爭也。小柴胡湯加藿香主之。或胆移熱於胃。亦要嘔吐。前方加竹茹主之。有中時疫而致者。頭痛發熱嘔噁胸滿。或脹悶譫狂。唇焦口渴。治疫清涼散主之。便閉加大黃。其初必用香蘇散表之。有嘔出膿者。必見胸脹。胃脘癰也。不治自愈。有食物下喉即吐者。腎水虧也。用熟地萸肉麥冬治之。再用六味地黄丸治之。食後少頃即吐。胃脘有虫也。化虫丸主之。欲嘔而不出。口吐白沫。膀胱經嘔也。用萊豆糯米鹽共炒打碎。加黄糖煎服。食下即吐而便閉者。名関格症。假蘇散主之。

一二日一吐。或三四五日一吐。飲食不飽。吐物不化。此名胃囊症。
生於胃旁。其形如囊。凡有飲食。必入此囊。雖食飽而肚仍飢。因
此物間隔於上。飲食不能入腹故也。初起一二日一吐。吐出
食物。並無氣味。肉食則化。米食不化。久則三四日一吐。若至五
六日一吐。則難救矣。用製附子茯苓。每日煎服二次。至三日吐
出食物。必有氣味。再服三日。則吐出一半。再服三日。則不吐矣。
然後用六味地黃湯。加當歸大麻仁煉蜜爲丸。每早服五錢。晚
服芝麻五錢。服至數日。胃囊必從大便出矣。
反胃嘔吐。用姜汁白蜜調服。

飢餓嘔吐者，蟲上胃，食物必吐。若誤用反胃之藥，其吐更甚，化虫丸主之。

欲嘔而不嘔，而發紅眼流淚，此三焦嘔也。用藕汁、乳汁、乾柿蒂、鳳凰殼煎服，或用五汁飲治之。

一二日一吐，氣味變酸，此脾胃寒也，宜溫之。

上吐下瀉，有人腹痛，上吐下瀉，服六和湯、藿香正氣散、平胃散、理中湯皆不效。因思傷寒書云：胸中有熱而嘔吐，胃中有寒而腹痛，用四君子湯去白朮，加芩、連、姜、芍、半夏、陳皮治之。

此尋常吐瀉也，因暑熱吐瀉服霍[illegible]

嘔吐痰水，照痰疾治之。

霍乱吐瀉，照大便部霍乱方治。

五種噎膈辨

噎有五。氣噎、食噎、勞噎、憂噎、思噎。膈亦有五。憂膈、恚膈、氣膈、熱膈、寒膈。勢臍、消、堅、削、積。故能開五膈。消宿食也。

噎膈治

上、脘槁。能飲水而食難進。下脘槁。食可入、而久復出。啟膈散主之。佐以四君子湯。有鬱則逍遙散。隨常用五汁飲治之。甚妙。愈後飲食不可驟進。初以米湯飲一二日。再以稀粥服一二日。再以濃粥服一二日。七日方可食乾飯。以少為妙。其餘反胃嘔吐各症。均照嘔吐各方治之。

呃逆部

呃逆論

呃逆、有痰阻氣滯。食塞不得升降者。有久鬱下焦者。有傷寒汗吐下後中氣大虛者，有陽明內熱失下者，有痢疾大下胃虛而陰火上沖者。凡人之陰氣依胃為養，土傷則木挾相火直沖而上，當視虛實陰陽，或泄熱降氣，或溫補吐下，不徒泥古人胃寒之說，用丁香柿蒂也。

呃逆治

有氣鬱火沖而致者，食不下，氣促，左關脉尼而濡，橘皮竹茹湯主之。有胃熱火上沖而致者，呃逆不止，頭額重，口臭，或煩躁，唇焦口臭，安胃飲主之。有体虛常呃逆二三聲者，公丁香、白蓮子同煮爛去渣，再加煨姜、糯米煮粥食。有呃逆日久不愈，連四五十聲者，用生姜搗汁加白蜜飲之，須熱。

肚腹部

腹痛辨治

臍眼上痛而堅硬者。食痛也。香砂二陳湯加川朴查炭穀芽主之。或用保保和丸。臍眼下痛。熱手按之不痛。或其痛多急。或痛如刀割。或吐瀉。或痛甚而覺有冷氣。皆寒痛也。香砂理中湯主之。如挾食、拒按者。用木香丸。手按之更痛。冷物熨之不痛。或自下而痛上。或時痛時止。腹滿堅結。皆熱痛也。芍藥甘草湯。加川連主之。時發時止。痛在一處而不移者。或有塊硬起者。虫痛、痞痛也。又聞煎炒食物香氣則痛。痛時口吐清水。或口渴者。亦虫痛也。又飢時作痛。面白唇紅。亦虫痛也。化虫丸主之。

附　服　循

痛有定處。轉側若刀針刺之。痛勢陣作。攻動有形。手不可按者。皆血痛也。手拈散主之。痛而不甚緊。瀉大便泄瀉。或嘔吐。脾虛木旺也。芍藥甘草湯加木香主之。痞痛（即脹）痞（血滯）積（或）部（痞）治之。癥瘕痃癖。手可按也。太無神功散。和中丸主之。

蚘積濕熱所化。唇內有白點者是也。化虫丸主之。

小兒虫咬腹痛論

小兒多食生冷油膩等物。致腹內生虫。或蚘虫攻痛。必面白唇紅。時發時止。得苦辛之藥則伏。川連胡椒。必須用之。

小兒五疳症

五疳便濁泄痢腹虫。皆由脾胃虛弱。致乳停食滯。

湿熱痰塞而成。脾胃健則積滯消。湿熱散水道利。而前症悉除
矣。凡殺虫之藥。多是苦辛。獨使君子榧子。甘而殺虫。每月上
旬。虫頭向上。中旬虫頭横。下旬虫頭向下。凡有虫病者。每月上
旬。空心服藥。虫必死矣。

癥痛蠱癥論

凡嗜酒人。血入於酒爲酒蠱。多氣人。血入於氣爲
氣蠱。虚勞人敗血雜痰爲血蠱。如虫之行。上侵人咽。下蝕人肛。
或附脇背。或隱胸腹。惟用炒蕪荑爲君。加以暖胃利氣益血之
藥。乃可殺之。

虫痛要語

諸虫生於風。諸痛屬於木。

小腹痛有因癥瘕氣聚而致者有塊攻動而痛手可按也奔豚丸主之有熱者去附桂有寒結下焦而致者痛陣甚緊如刀錐之刺熱手按之稍緩煖肝煎奔豚丸主之有氣滯水道阻塞臍下脹痛者氣淋也以少腹膨脹小便不利為證假蘇散主之有傷寒熱結膀胱下焦蓄血少腹硬滿必見發狂也調胃承氣湯主之有氣滯下焦臍下轉痛失氣則快也此症即小腸氣橘核丸主之

陰症腹痛

男女交合之後或外受風寒或內食生冷等物以致腹痛腎囊縮入亦有不縮者手足攣屈紫黑重則牙緊氣絕謂

之夾陰傷寒。四逆湯（寒）加人參主之。此症手足必然厥冷。

忽然肚脹如鼓。寒極也。急用附子肉桂等溫之。

肚腹麻木。風襲也。多煮葱頭食之。並用姜汁葱炒熱熨之。

忽然肚黑。或青色。此血氣失養。風寒得以乘之。而變怪形。真危急

之敗症也。四逆湯（寒）主之。

臍眼出膿

臍中先流臭水。久則出膿。不腫不痛。多年不愈。用韭

菜叶。扁柏叶。共搗汁。酒（童便）一杯。和服。外用薑根石研末搽之。

腸胃中癢不可忍。此火鬱結不散。用柴胡梔子花粉白芍甘艸煎

服。

卝　吐　脏　脹

痞積論

凡腹內瘀血凝結疼痛。時發時止。謂之痞積。又有形者為癥。無形者為瘕。又久癥不愈。亦成痞積。方見癥疾門。

腹中堅如鐵石。臍內出水。變作虫行之狀。繞身作咬。痛痒難忍。拔撥不盡。此酒濕也。用蒼朮煎濃湯洗之。並用蒼朮麝香煎調服。

腹脹面黃。百藥不效。遇一名醫云。是石虱。極難醫治。取死人棺中枕煮水與服。吐出虱虫。堅如石者。數升。就此而愈。

虱虫上出口鼻。用川椒不開用口研末沖服。並用川椒含口中。

痞滿論

痞滿有傷寒下早。裡虛邪久而痞者。有實痰塞而痞者。有脾虛氣弱而痞者。須分虛實治之。不宜專用利氣藥。恐變

為鼓脹鼓脹者內脹而外有形痞脹者惟覺痞悶而已皆太陰脾經為病也

消痞脹論治

濁氣在上則生䐜脹脾無積血心下不痞枳殼主氣治上枳實主血治下

癥瘕論

癥者有塊可徵瘕者假也移動聚散無常宜分別治之

鼓脹辨

手指按之下陷不起者水腫鼓也隨手即起者氣鼓也周身老黑色皮內有紫黑斑點者血鼓也身大熱如火者難治身發寒熱如瘧者難治四肢發黑者難治腹脹脉大命絶者難治唇口黑是脾絶者難治缺盆平心絶者難治手足心平腎絶

忏　忟　忕

者難治。肚臍翻突。肺絕者難治。背平。肝絕者難治。陰莖腫爛者

難治。瀉後身有青筋起者難治。大便滑泄者難治。遍身有破皮

者難治。先起於四肢。後散於腹者難治。先起於腹。後散於四肢

者易治。

試鼓法　用鹽四兩。炒熱絹包。放臍上。水鼓則鹽化水。食鼓則鹽

紅色。血鼓則鹽紫色。氣鼓則鹽黑色。倘氣蠱中滿。鹽色不改。必

用白鹽試驗。

氣鼓者。中空無物。氣蠱也。六君子湯主之。補方

血鼓者。中空有物。血滯也。和中丸主之。攻方

水鼓者。先腫後喘。或腫而不喘。胃經蓄水也。五皮飲主之。甚則金匱腎氣丸主之。補

食鼓者。腹脹痛拒按也。保和丸主之。補

氣蠱中滿者。中空無物。氣悶作脹也。六君子湯主之。補

有因食犬馬肉腹脹如鼓者。口渴發熱亂言。用豆豉二兩。杏仁三兩同蒸搗爛服之。日服二三次。或煮薑根飲之。

十種水鼓辨治

一清水。先從左右肋腫起。根在肝。大戟為君。二赤水。先從舌根腫起。根在心。葶藶子為君。三黃水。從腰腹腫起。根在脾。炒甘遂為君。四白水。從脚腫起。根在肺。桑白皮為君。五

黑水。從腎囊腫起。根在腎。連翹為君。六玄水。從面腫起。根在外腎。醋炒芫花為君。七風水。從四肢腫起。根在骨。澤瀉為君。八石水。從腎腫起。根在膀胱。藁本為君。九黃水。從小腹腫起。根在小腸。巴豆為君。十氣水。或盛或衰。起根在腹。紅飯豆為君。十般腫病。各有根病原。看十種病根。除將君葯加倍。餘九味（即以上各葯）等分為末。蜜丸梧子大。用赤茯苓煎湯送下●三丸。每日三服。愈後再用姜桂肉薏赤芩羗活川芎桔梗。共為末。每服三錢。空心開水送下。每日早晚各一次。

大腹腫滿論

胃為水穀之海。五臟六腑之源。脾不能散胃之水。

精於肺而病於上肺不能通調之水道於膀胱而病於中腎不能通調胃之關時共輸泄而病於下以致積水浸淫無所底止

又論

水者肺脾腎三經所主有五臟六腑十二經之分上頭目中四肢下腰腳外皮膚中肌肉內筋骨脈有尺寸之殊浮沉之別不可輕泄當知病在何經何臟方可分別用藥

又論

水腫有痰裹食積瘀血致清不升濁不降而成者有濕熱相生隧道阻塞而成者有燥熱沖擊秘結不通而成者証屬有餘有服寒涼傷飲食中氣虛衰而成者有大病後中氣衰敗而成者有小便不通水液妄行脾不能制而成者証屬不足宜分

別治之。然其原多由於中氣餒弱而起，故水病總以健脾為主，使脾寔氣運，則水自行。宜參苓為君，隨減症加減，勿徒利水為要。

又論

腫屬脾，脹屬肝。腫則陽氣猶行，如單脹而不腫者，名蠱脹，為木橫尅土，難治。腫脹朝寬暮急為血虛，暮寬朝急為氣虛，朝暮俱急為氣血兩虛。腫脹由心腹而散四肢者吉，由四肢而入心腹者危。男自下而上，女自上而下，皆難治。

五水論

腎主五液，化為五濕。本經為吐，入肝為淚，入心為汗，入肺為涕，入脾為痰。五濕蘊積化為五水，曰風水，曰皮水，曰止水，曰石水。黄汗也。水積胞中。堅滿如石。名石水。汗如柏汁。久不愈。
必致脹滿。

開

關門消腫滿論

腎者。胃之關也。關門不利。故聚水以從其類。
欲開腎之關門。必用附子回陽以蒸動腎氣。其關始開。胃中積
水始下。以陽主開故也。蓋腫因積生。積去而腫再作。若仍用通
利藥。小便愈閉。腫愈不消。實因中焦氣不升降。爲寒所隔。惟服
附子。小便通而腫退矣。

腫

脹症治

皮不亮。手按成窟。脾虛也。補中益氣湯去升柴主之。
痰多口膩不渴。發黄或喘。胃虛濕腫也。香砂六君子湯主之。黄

胖面腫者○胃家湿熱也○和中丸主之○小便閉而發喘者○胃經蓄水作腫而浸肺也○五皮飲主之○先腫後喘或腫而不喘亦胃經蓄水也○五皮飲○甚則金匱腎氣丸主之○不煩渴喜香熱等物○湿腫也○五苓散主之○此脾寒疟也○病後浮腫○脾虚也○補中益氣湯去升柴主之○肚腹脹滿○飲食如常○乃湿熱生虫之象○照虫疾門治之○

積聚痞

肝積在左脇下○名曰肥氣○和中丸加柴胡鼈甲青皮莪朮主之○血積者○蓄血作痛○如刺有定處也○澤蘭湯主之○氣積者○氣鬱發悶也○沉香降氣丸主之○食積者○堅滯脹滿○按之甚硬也○

大和中飲主之。痞積虫積均照上本方治之。

積聚諸病論

積有五。心積曰伏梁。起臍上至心下。肝積曰肥氣。在左脇。肺積曰息賁。在右脇。脾積曰痞氣。在胃脘右側。腎積曰奔豚。在小腹上冲至心下。治之不宜專用攻伐。恐損真氣。只須衰其半而止。過者死。宜於破血行氣藥中。加補脾胃藥。東垣五積方用三稜莪朮。皆用人參以贊助成功也。

奔豚者。腎氣上冲至心。乃腎寒也。奔豚丸主之。

脇部

兩肋之下為脇。愚人多以肩甲下為脇。不可不知。

脇風痛疝

脇風屬肝。桂枝能平肝。宜用。

右脇痛者。肝移邪於肺也。推氣散主之。

左脇痛者。肝氣不和也。柴胡疏肝散（和）。瓜蔞散（潤）。並主之。左金丸亦可（有熱者用）。

有因、肝、虛、而、痛者。痛、必、連、腰、脊。不、能、轉、側。六味地黃丸（補）。加杜仲川斷主之。甚者八味地黃丸。加小茴主之。

（有左）脇有聲作痛。常嘔酸水。因寫字作事。身常向左。夜愛飲酒。睡亦向左。飲食多墜左邊。久則左脇下有聲作痛。數日必嘔酸水一次。每遇暑天。右邊有汗。左邊無汗。百端醫治無效。須用蒼朮芝麻大棗。共搗為丸。梧子大。每日空心滚水送下五十丸。漸加至百餘丸。忌食桃李梅雀肉。三月必效。服時如覺熱燥。用梔子煎湯送下。久服自不燥矣。

左脇氣鬱疼痛。加味逍遙散主之。或怒氣動肝。寒熱旬日。左脇凝聚作痛。難以轉舒。此絡脉瘀痺。宜通血絡。桃仁鬱金歸鬚五加皮澤蘭丹皮新絳旋覆青葱等味治之。

右脇有形。攻心作痛。嘔吐清涎。遍身寒凛。痛止則無形跡。此寒入絡脉。氣塞阻逆。宜辛香温通法。川楝半夏延胡吴萸良姜蒲黃雲苓蓽撥等味治之。

肝燥脇痛。皮膚起泡。或脹痛。亦是用瓜蔞甘艸紅花等治之。經云損其肝者。緩其中。瓜蔞甘緩而潤。瘀鬱不逆。故效。

兩脇不時作痛。肺癰亦兩脇作痛。但肺癰欬吐臭痰為異。兩脚骨痛。即不痛。而舌下必生如細豆一粒者。此為異耳。用白芥子研末。開水調下。無論痛在左右。雖年老虛弱。三服必效。

腰背部

腰痛有腎虛、氣滯、痰積、瘀血、風寒、濕熱之不同。凡挾虛挾風濕者。宜用玉竹。

腰膝酸痛論

腰者腎之府。轉移不能。腎將敗矣。膝者筋之府。屈伸不能。筋將敗矣。按腰痛不已、屬腎虛。痛有定處、屬瘀血。往來走痛、屬痰積。腰下、身重。遇寒即發。屬寒濕。或痛或止。屬濕熱。而

[illegible] [illegible] [illegible] [illegible]

其原無不関於腎以腰爲腎之府耳

治足痿腰膝痛及筋攣陰痿要語　血行故痛止下行故理足補肝則筋舒筋舒則陰强

腰痛兼脚軟脚軟者腎虛也六味地黄丸加杜仲川斷主之亦有不兼脚軟者痛久則寒冷須温補法腰間如繫重物者脾濕也用白术苡米治之

腰腿風湿冷痛四物湯加牛膝茯苓木瓜肉桂防風獨活木香炙艸姜引治之

男婦腰痛如刺面腫而黑髮落齒枯垂涕痰涎腰脊痛不能行氣

血蠱敗也。丶製固脂丸主之。固

腰痛牽心。氣絕欲死。此髮瘕也。照驗方編痞疾門。髮瘕方治之。

背熱如火。此蠱火也。生附子打餅塗足心。

小便部

陽痿者。陽物軟而不舉也。用千口一杯飲治之。方在驗方編前陰門

陽物堅硬。精自流出。捏之則脆。痛如針刺。此名腎漏。又名妬精。或

云生楊梅瘡。多有此症。用固脂韭菜子黃柏治之。與下脚號參看

痨病火動。陽物易舉。用皮硝放手心。兩手合住。其硝自化。陽物即

不舉矣。

陽強不倒。精自流出。此名強中。乃陽盛實熱。不急治。必發癰而難
治矣。用生地黄柏知母龍骨大黄枳殼治之。若胃虛食少者。則
用黄柏甘草砂仁治之。

老人腎硬。由腎藏虛寒。内腎結硬。雖服補藥不入。用羊腰一對。杜
仲三錢。煮熟。空心服之。再用補藥調理。

陰毛生八脚虱。用白菓嚼融擦之。桃仁亦可。

腎氣由臍下上冲心。心痛。小便不通。此名心疝。用韭菜汁和五苓散
藥末。以小茴煎成湯冲服。

小腹有塊。直冲心胸。叫號疼痛。痛止覺筋硬。此名橫梁疝。最難醫

治婦女患此最多。用補骨脂芝麻炒。篩去芝麻。就補骨脂研末。忌鉄器。酒為丸。每服三錢。開水送下。或用老絲瓜瓦工焙乾枯研末。热酒冲服。更妙。

小腸氣痛。腎子腫脹偏墜。名曰疝氣。用上絲瓜方治之。凡疝初起。必發寒热。疼痛欲成囊癰者。用鮮地骨皮。即枸杞子根生姜。各四兩。共搗如泥。用細包於囊工。其痒異常。即愈。

疝氣腫脹如斗。用沉香紫蘇蘇木南星老香櫞。各五錢。雄猪尿胞一个。洗淨。將藥入尿胞中。好酒四五斤煮爛。搗為丸。梧子大。酒下四五十丸。

癩疝陰腫論

疝有七種曰氣曰血曰寒曰水曰筋曰狐曰木屬厥陰病以厥陰肝脉絡陰器也多因寒濕所致亦有痰壅者當加參朮於溫散藥中

疝氣者寒氣結聚於下也橘核丸主之或加吳萸肉桂溫之又有氣滯下焦臍下轉痛失氣則快也亦前方主之又有囊縮者名奔豚也奔豚丸四逆湯主之

陰囊扑損瘀血積滯有時疼痛此名血疝臨睡時自以一手挽其下一手按其上由輕至重摩弄百回一月之間瘀血盡散陳氣皆行

陰囊腫爛。腎子落出。此名囊脱。又名囊癰。用紫蘇煎服湯。日日洗之。並用紫蘇叶梗為末。日敷。用青荷叶包好。內用黄連歸尾連麴茯苓甘艸木通煎服。數日後腎子收上。爛孔收小。內服地黄補湯。外敷生肌散。

癩疝重墜。囊大如斗。用苡米四兩。陳壁土炒。水煎服。數次即消。此秘方也。

陰囊忽然腫大。多因坐地所受風湿。或虫蟻吹着所致。用蟬蜕五錢煎湯洗之。

陽物縮入。此陰症傷寒也。宜照陰症傷寒治。似

东垣曰熱在上焦氣分結閉而渴
肺、、、肺中伏熱不能生水膀胱絶其化
宜用、、淡滲之藥泄、火清金滋
之化源熱在下焦血分便閉而不渴
乃真水不足膀胱乾涸無陰則
陽無以化宜用黄柏知母滋腎與膀
胱之陰而陽自化小便自通
丹溪曰小便不通有熱有濕有
、、、結于下宜清宜燥宜升又有隔
陽三之治如肺、、燥、、膀胱
熱宜泄膀胱、、之治如因肺熱不
生水、、則清肺、、陽二之治如因脾濕

小便不通論

肺受熱邪津液氣化之源絶則寒水斷流膀胱受濕熱癃閉約束則小便不通宜以木通治之火在上則口渴眼赤鼻乾火在中則心煩嘔喘浮腫火在下則淋閉足腫必藉木通甘平之品泄諸經之火火退則小便自利便利則諸經火邪皆從小便出君火宜木通相火宜澤瀉利水雖同所用各別且他藥利小便者多不利大便以小便愈通大便愈燥也惟木通能入大腸兼通大便

溺濇溺短者小腸濕熱壅滯也導赤散主之赤濁者心熱也萆薢分清飲加灯心丹參主之有因火鑠肺金化源窒而小便不利

運、精不上升、故肺不能生水、則小便胃、健脾、此隔三之治、渴膀胱黃栢知母之類、清肺車前茯苓之類、燥脾二朮之類、凡病皆有隔二隔三之治、不獨便閉也

者、必見口渴煩悶、黃芩清肺飲主之、有溺閉而食下即吐者、閉格症也、假蘇散主之、小便不通而渴者、熱在上焦也、四苓散主之、山梔黃芩主之、不渴則熱在下焦也、滋腎丸主之、小便短赤、者、水不勝火也、生地黃湯主之、

小便不通、遍身水腫、即照肚腹水腫治之、

心熱如火、一熱便入小腸、急欲小便、而大便亦隨之而出、不甚爽快、脉滑數、此相火送入小腸、小腸經絡、用生地四物湯加黃柏小茴木香服四劑、

小便短澀渾濁、大便多而溏、不思飲食、此傷食惡食也、用生益智

廣皮山查澤瀉茯苓白芍治之。

小便不通。腎氣上冲心痛。此名心疝。方見肚腹部疝症。

小便白如米汁。此因心脾不調。腎氣渾濁故也。用川朴茯苓煎服。

小便不禁者。肝氣熱。陰挺失職也。逍遙散主之。又有腎氣不約而致者。溺色清而不黃。十補湯主之。小便過多者。胞氣不足也。益智烏葯等主之。

血淋尿血辨

痛為血淋。不痛為尿血。

尿血有心煩躁者。心熱也。阿膠散主之。不心煩者。生地黃湯主之。

尿血有兼膿者。心氣移熱於膀胱也。阿膠散主之。小兒小便出血者。用大甘草一兩二錢濃煎。一日服盡。一歲之兒用此。

小便痛者。血淋也。照痲症部血淋治之。有與大便俱牽痛者。老淋也。亦照老淋治之。

囊縮者。寒主歛。故縮也。疝症有此。奔豚丸主之。或與四逆湯並用。有見傷寒舌捲囊縮者。邪入厥陰血涸也。大承氣湯主之。

五淋施治論

大凡五淋。皆屬濕熱。熱淋宜八正及梔子滑石之類。血淋宜小薊牛膝蒸腎。虛淋宜補腎。不可獨瀉。老人氣虛宜參朮及木通山梔。亦有痰滯中焦作淋者。宜行痰兼通利藥。不可發汗。汗之必便血。若產後淋。宜與蒲黄同用。

淋症辨論

熱蓄膀胱便澁而痛曰淋凡澁痛尿血為血淋便澁滴瀝為氣淋勞房即發為勞淋寒戰而洩為冷淋便出如膏為膏淋精結成石為石淋血淋色鮮者心與小腸實熱色瘀者腎與膀胱虛冷石淋乃肝經移熱胞中日久熬煎成石非腎與小腸病也大抵宜通氣清心平火利濕不宜用補恐濕熱得補增劇也牛膝為淋症要藥血淋尤宜杜牛膝亦可又有中氣虛淋者宜補中益氣忌用通淋藥

血淋者血蓄瘀莖中割痛難忍也生地四物湯加紅花桃仁花蕊石主之

氣淋者。氣滯水道。阻塞臍下。脹痛便澀。滴滴瀝也。假蘇散主之。
勞淋者。勞力辛苦。氣虛不化。房勞即發也。補中益氣湯主之。
冷淋者。寒氣堅閉水道。肢冷喜熱也。必發寒戰。金匱腎氣丸主之。
膏淋者。滴液如膏也。萆薢分清飲主之。
石淋者。精結成石。便下如沙石。乃肝經移熱胞中也。益元散加琥
珀主之。
老淋者。老人思色。精不出而內敗。大小便牽痛如淋。萆薢分清飲。
主之。去黃柏。加菟絲遠志。以去其精。再服六味地黃丸。
溺數如淋。當臍而痛。乃腸癰也。千金牡丹皮散主之。

小兒淋症。一日百餘次。用大蒜淡豆豉蒸麵為丸。每服二錢。三日
見效。
遺精者。或有夢。或無夢。心腎不固也。清心丸。十補丸主之。或用芡
實山葯蓮子茯神棗仁党參煎湯飲之。再用白糖拌渣食之。每
日如此。十日必效。

固精竅論

男女陰中。各有二竅。一通精。一通水。水竅開。則濕熱
外泄。相火不動。精竅常閉。久則精自足矣。凡服固精葯者。久服
車前子。則易生子。
精滑者。肢腫食少。心虛煩悶。坐臥不安。溫胆湯主之。

大便部

大便閉結論

杏仁下喘治氣。桃仁療狂治血。俱治大便閉。當分氣血。脉浮屬氣。晝便難者。氣閉也。宜用杏仁陳皮。脉沉屬血。夜便難者。陰血閉也。宜用桃仁陳皮。肺與大腸相表裏。賁门在上。魄门在下。故並以陳皮佐之。

大便熱閉。或口渴。或小便短澁。黄而臊者是也。或再大病譫語發狂亦有之。大承氣湯主之。小承氣湯亦可。小便清而長者。虛閉也。此由血虛液枯所致。六味地黄丸加白蜜胡桃主之。或瓜蔞仁大麻仁芝麻柏子仁蜜丸。黄芪湯送下三錢。凡大便先硬後

稀者脾虛也服此更妙

腸風臟毒辨

隨感發而血鮮爲腸風積久發而血瘀爲臟毒糞前爲近血出腸胃糞後爲遠血出脾肺

大便先硬後稀間或不稀而糞後血出者脾虛不統血也歸芍六君子湯主之或用歸脾丸有不稀不硬糞後或糞前而血出甚多者而鮮者腸風也此臟腑有熱風邪乘之故下血而腹不痛清魂散主之或口燥唇焦熱在腸也芍藥甘草湯加黃芩生地丹皮主之臟毒者腸胃不清下如魚腸如豆汁也芍藥甘草湯或臟連丸主之肢冷喜熱者寒在腸也附子理中湯加歸芍主

假 順

之。

大小便不通。尾脊骨上下左右疼。此水火俱虧症也。用八味（補心）地黃

湯治之。初愈仍當以此方作丸常服。方可斷根。甚則與左（補收）歸丸。

右（補收）歸丸合服。

大腸虫出不斷。鶴虱末五錢開水調服。

脫肛治

有脫出難收。腫且痛者。此腸有火也。三黃解毒湯加知

母荷葉主之。有不腫亦不忍（甚）痛者。氣虛下陷也。補（補收）中益氣湯加

荷叶主之。

霍乱泄瀉論

寒客。中。焦。脾。胃。為霍乱。寒客下焦。肝。腎。為轉筋。

霍乱轉筋論

邪傷脾胃清濁不分揮霍撩乱上吐下瀉甚則肝木乘脾而筋爲之轉然肝雖主筋而轉筋則因風寒濕熱襲傷脾胃所主致轉筋必起於足腓腓及宗筋皆屬陽明木瓜治轉筋取其理脾以伐肝也土病則金衰木盛故用酸温以收脾胃之耗散而藉其走筋以平肝邪乃土中瀉木以助金也

霍乱論

上吐下瀉者是也無論冬夏皆有又有吐而不瀉瀉而不吐者又有吐瀉不出者名乾霍乱治不得法皆不可救凡遇此症断不可與飯食即米湯亦不可飲並忌食姜一入口即不可救須俟愈後平定久久方進食

霍乱治

此因寒湿傷胃也○和胃飲主之○如轉筋入腹○加吳萸○煩渴加烏梅○

腎

霍泄瀉不過溏薄而已○或年年如是○或年發數次○每在卯時必泄○此腎火虧也○六君子湯（加味七神丸）（補脂）加炮姜主之○甚則加附桂○有脾虛泄瀉者○口不渴○食少○有時腹脹○此土不勝湿也○五味異功散加木香主之○左関脉大者○木克土也○四君子湯加柴胡木香主之○洞泄者○暑湿勝土○一泄如注也○四苓散加益元散主之○又有暑湿内搏○利如蟹渤○將變痢也○此名瀉渤○黄芩芍藥湯主之○泄出食物不化○神氣慊慊○或腹痛如刺○寒瀉也○宜温之○唇焦口渴○或

腹痛脉数大热泻也宜清之

老人五更溏泻蓮米散治之（補攷）

泄瀉不止腹有硬塊此症有氣滞血滞之分氣滞喜按血滞拒按

氣滞用沉香降氣丸血滞用桃仁大黄芒硝枝桂枝白芷甘草

治之

血痢辨

純下清血者風傷肝也宜散風涼血下如豆汁者湿傷

脾也宜清熱滲湿

下痢治論

下痢有虛實寒熱之分白屬氣分紅屬血分紅熱白

寒之説不足據也

又下痢必汗解其外復調其内首用辛涼

（有表則表不可執）

以散表。次用若寒以清裏。

噤口痢論

噤口。雖屬脾虛。亦熱閉胸膈所致。用木香失之温。山葯失之閉。惟參苓白朮散。加菖蒲末。飲下。胸次一開。自然思食。

痢疾治論

痢疾每起於暑天之鬱熱。而又感以水濕雨露之氣。紅白相間。如血如膿。甚者如屋漏水。如魚凍水。裏急後重。崩逐痢痛。欲下不能。一日夜數十次。甚者百餘次。氣息奄奄。坐而待斃。此痢之概也。若驟止其邪。則死生頃刻。不止其邪。則危絶如絲。欲補氣而邪氣轉加。欲清火則下行更甚。此時惟有因勢利導。之方可行。或疑人已氣血虛敗。更加利導。恐其難堪。不知邪

上條另純下清血与此
純紅痢有清濁之別

惟

氣一刻不去則正氣一日不安古人治痢無補法信不誣也方用蘿蔔子枳殼檳榔車前當歸白芍甘草煎服

痢疾治

無論紅白初起有表邪則微表之裡急後重則消導中加香砂白多則多用氣分藥紅多則多用血分藥總以清利濕热後重以滑利為主或用歸芍或用蘿白均可噤口則用開噤散或云純紅痢者暑熱傷血也或用治痢奇方或葛根治痢散純白痢者積寒傷氣也六君子湯加木香主之久痢者氣虛下陷也補中益氣湯主之或用王母桃方治之或用歸脾湯補中益氣湯加烏梅治之又有久痢而腹中絲絲痛一日不過二三

次此命门火衰而脾亦不振也補中益氣湯加附桂主之

多年痢疾名休息痢照上久痢方治之

孕婦痢疾照婦科部治之

五痔論

糞前有血名外痔糞後有血名内痔穀道有肉名舉痔頭上有孔名痔瘻瘡内有虫名蟲痔大法用槐角地榆生地人参涼血生血防風秦艽祛風濕歸芎和血黄芩枳殻寬腸升麻升提治腸風畧同不宜專用寒涼須兼補劑收功

中風部

中寒中風辨

卒中曰中。漸傷曰傷。輕為感冒。重則為傷。又重為中。

中氣中風辨

厥陰痰壅。口噤脉伏。身為中風。身冷為中氣。又有痰為中風。無痰為中氣。局方亦用烏藥順氣散。若暴怒傷陰暴喜傷陽。憂悶氣多厥逆。每有中氣之症。不可作中風治。或老人卒倒是氣血傾敗。陰陽脫離所致。若無痰氣阻滯。當大補以固其脫。

中風要藥

凡中風未有不因陰虛火旺痰熱壅結所致。竹瀝為

卌，卌

寒滑之藥。而中風用之者。以其能消風降火利竅行痰也。

治風要語

治風先治血。血行風自滅。

中風論

真中風者少。類中者多。中臟者重。多滯九竅。中腑者輕。多着四肢。若外無六經形症。內無便溺阻隔。則中經絡。為尤輕。初宜順氣開痰。繼宜養血活血。不宜專用風藥。大抵五臟皆有風。而犯肝者為多。肝屬風木。而主筋。肝病不能榮筋。故有舌強口噤。咼斜癱瘓。不遂不仁等症。若口開為心絕。手撒為脾絕。眼合為肝絕。遺尿為腎絕。吐沫鼻鼾為肺絕。髮直頭搖。面赤如粧。汗漬如珠者。皆不治。或止見一證。猶有可治者。

痛風論

湿热流於肢節腫屬湿痛屬热汗多屬風麻屬氣虛木屬血虛亦有因湿痰死血十指麻木因脾主四肢故也痛風當分新久新痛屬寒宜用辛温久痛屬热宜用清凉法宜順氣清痰搜風散湿養血去瘀為要

中風論治

凡中風忽然昏倒不省人事宜先順氣然後治風用竹瀝姜汁調蘇合丸如口噤撬開灌之如撬不開用皂角生半夏細辛為末吹入鼻中有嚏可治無嚏則死最要分別閉與脫二証如牙關緊閉兩手握固即是閉症用蘇合丸有藥店賣或三生飲治之若口開手撒眼合遺尿等即是脫症宜大劑理中湯灌

之亦可救十中之一倘亦用蘇合丸牛黃至寶之類即不可救惟中臟之症是閉而非脫者宜蘇合丸牛黃至寶活命金丹之類若中腑與中血脈之症斷不宜用

忽然跌倒口吐白沫不省人事時發時愈名羊癲風照驗方編治

自頭麻至心而死或自足麻至膝而死此類中也有寒熱之別寒者必有冷勢熱者必煩躁或口渴當分別治之

腰脚湿風作痛不能履地宜以靈仙為君或以豨莶丸治之藥店有賣

風湿癱瘓口眼喎斜骨節疼痛腰膝無力手足不能舉動半身不遂等症皆風湿為患也豨莶丸或豨桐丸主之

痛風症論
湿热流於肢節腫處湿
痛處热汗多處風麻處
氣虚木處血虚亦有因湿
痰死血十指麻木因脾主
四肢故也痛風多乃於久
於痛處寒宜用辛温久
痛處热宜用清凉法
宜順氣清痰搜風散湿
養血去瘀為要

感受風湿氣血俱虧手足麻木不能行動狗脊飲主之

賊風論

痛處不熱亦大發寒熱覺身冷得熱熨之稍寬宜以風藥治之

身痛辨治

拘急為風重墜為瘀風用香蘇散治之湿用蒼白二陳湯治之四肢拘急而覺身冷者風傷衛寒傷營寒主收引故也桂枝湯主之或身痛而覺皮膚不可手着着則刺痛異常此氣血凝滯也用失笑散加胡當歸肉桂治之

歷節風由下而上逐節疼痛凡男婦先自踝骨節起次日流上於膝三日流於兩股上至於肩肩流於肘肘流於後溪每至一骨

節或如抽攢，或如虫竄，痛不可忍，日輕夜重，六脉緊，此名歷節

風。又名白虎風。照驗方編筋骨门治之。

鬼箭風

頭項肩背手足腰肢等處筋骨疼痛。用穿山甲一錢炒

黄研末。澤蘭叶煎湯三錢，酒煎調服。或同煎服，或用延胡桂肉

桂、五靈、當歸、白芷、防風煎服。另用木香水磨服。冲

皮膚中痛，名癥痓。用醋調燕窩泥敷之。

身麻皮厚如鐵，用苦參煎服。酒外用苦參研末酒調敷。

膚皮偶觸衣服，痛徹連心，似無皮之狀，此名膚痛，乃暴寒襲入肌

膚故也。用胡椒燒酒煎滾，用布蘸酒擦之，乘热

中暑部

中暑論

中暑者靜而得之。如避暑深堂大廈。爲陰寒所遏。暑不得越故也。外証見身热頭痛。煩躁不安。或欬嗽發热汗出不止。然必热有進退。脇下有汗。方爲傷暑。若久热不止。脇下無汗。便是夏月傷寒。症雖少見。不可不詳辨。而忌妄投湯藥也。又腹痛嘔瀉。爲冒暑。宜涼解清利。四肢困倦。不思飮食。爲热傷元氣。宜補。忽然昏仆。不省人事。爲暑風。宜清涼而加風經藥。不可概從中暑治也。

中暑治

六一散。益元散均妙。或淸暑益氣湯亦可。（藿香正氣散）

傷暑出丹

凡暑月身熱昏沉。未明症候。恐是出丹。用生白扁豆數粒食之。如不知腥味。則以生白扁豆。水泡濕。研汁●一小杯調水一盞服之。

夏月身冷畏寒。身蓋重被。尚發抖戰。一醫欲作傷寒治之。一醫以為不可。云是中暑。用清暑益氣湯治之。

暑閉症

暑閉者。夏月汗喘昏悶。先以消暑丸灌之。再用香薷飲。加益元散治之。

各項痧症論治

痧有陰痧陽痧烏痧斑痧絞腸痧等症。初起多腹痛。亦有並不痛。只覺昏沉脹悶者。切忌服姜。急用南蛇藤煎水兑酒服之。立可起死回生。最為神效。若或吐或瀉者。名霍乱症。用之亦效。仍照大便部霍乱治之。

痧症治

陰痧。陽痧。烏痧。絞腸痧。均以藿香正氣散治之。穩而且效。惟斑痧症。萬不可服。或用生白礬為末。每服一錢。不拘男婦用陰陽水調下。各項痧症。及受暑昏暈。不省人事者。服之立可回生。此物能升清降濁。故奏效如神。存心濟人者。宜佩帶身旁。或道路。或深夜。可當仙丹。

暑痧

霍乱症論治。均在大便部。

霍乱腹痛。两腿轉筋。用藿朮香蒼朮柴胡羌活澤瀉木通神麯陳茶叶連根葱煎服。

瘧疾部

瘧疾須知

凡瘧疾口渴。切不可飲冷水冷茶。並一切生冷之物。犯之其疾更甚。惟以姜湯乘热飲之。良法也。

凡瘧疾热未全退。不可飲食。必俟其热退盡。方可食之。不然必成痞積。

凡服截瘧之葯。必俟發瘧過後。方可食物。草若食早瘧必再發。下次截瘧無靈矣。

凡小兒瘧疾。多有穢氣。必薰燒檀香蒼术等葯。以辟其邪。更常薰

瘧疾外治法

當歸二川芎二防風二甘草二
陳皮二蒼朮二杜仲二檳榔
草果二常山二荊芥二知母
加烏梅 要燒搗打碎晒乾
共放鍋內炒熱布復于瘧
疾未發時用布包裹捆
扎臍上再發炎輕明日
再炒再捆

其衣服○穢氣去而邪易除矣○

瘧疾論

諸瘧以柴胡為君○佐以引經之藥○瘧發有寒熱其邪伏於半表半裏○適在少陽所主之界○出與陽爭○陰勝為寒○入與陰爭○陽勝為熱○若純熱無寒為癉瘧○純寒無熱為牝瘧○皆自少陽而造其極○偏補偏救○必使還返少陽之界○使陰陽協和而後愈也○

草菓治瘧論

草菓佐常山截瘧○或與知母同用○取一陰一陽○草菓治太陰獨勝之寒○知母治陽明獨勝之火○

吳又可達原飲論

原者○募原穴也○在中焦膈內○募即膜也○內連

臟腑，如絡布滿，時疫邪氣初犯募原者，須達原飲治之。

瘧疾方

無論陰瘧陽瘧，一日二日三日，及非時瘧，人無老幼，病無久近，用有三方，不必加減，按其次第服之。首方曰廣陳皮湯，次方曰生首烏方，三方曰人參白朮湯，或用小柴胡湯治之。

三陰瘧隔三日，午時以後發者是，用柴胡、甘茶、海南半夏、陳皮、甘艸治之。

久瘧不愈，脾腎皆虛，宜平瘧養脾丸，或用醋炙鱉甲研末，酒服二錢，入雄黄少許，每日三服，無不斷者。

隔年瘧、三十年瘧，均照驗方編瘧疾门治之。

久瘧成痞。胸脇高起者是也。又名瘧母。用毛脚芹菜大蒜銀硃同搗塗患處。以油紙蓋上扎住。半日皮上疼痛口中有蒜味氣出。其塊自消。或鱉甲煎丸加味異功散均可。

小兒久瘧不愈。多煮鱉魚食之。或用鱉甲散方治之。

黃疸部

黃腫論

心腹中滿。或身面黃腫如土色。此木克土也。治以燥濕健脾。

黃疸論辨

陰黃者。脾寒也。土為濕制。有陰寒之象。薰黃色黯。茵陳四苓散主之。陽黃者。脾家濕熱也。黃如橘皮有光。目溺皆黃。

梔子蘗皮湯主之。如便閉，用茵陳大黃湯。如嗜酒者，名酒疸，酒湿積而爲疸也，加味枳朮湯加茵陳蒿主之。如但黃於面者，脾霊湿重也，六君子湯主之。如面黃而兼浮腫者，湿熱也，和中丸主之。

病後身面俱黃，吐血成盆盈碗者，陽黃症也，梔子蘗皮湯加知母、元參主之。

胸滿腹脹黃腫，此木旺土衰而克也，平胃散加酒麯、皂礬主之。

滿天星（又名移星艸，又名金錢草）醫陽黃聖藥也，煮猪肉數兩，食湯與肉，一二次黃退而愈。用鮮者搗汁煮之更妙。

嗃鼻方　若丁香為細末。嗃鼻內。一時鼻出黃水。水盡即愈。三日
後再嗃一次。全愈。

黃疸薰疸治
面目俱黃。四肢常腫者。陰黃也。茵陳四湯逆湯主
之。中焦痞滯。舌苔白滑者。茵陳薰湯主之。四肢乍冷。自利目黃。
舌白滑。甚則灰。神倦不語。邪阻脾竅。舌蹇語重。四苓加木瓜草
菓川朴湯主之。此皆足太陰寒湿也。皆作寒陰黃論。

陰陽辨論
黃疸之發與不發。在於小便之利與不利。疸之易治
難治。在於口之渴與不渴。再察瘀熱入胃之因。或因外併。或因
內發。或因食穀。或因食穀酣酒。或因勞色。有隨經蓄血入水黃

汗上盛者一身盡熱下鬱者小便為難又有表虛裏虛熱除作
噦火劫致黄者於是脉弦脇痛少陽未罷仍主以和湯飲水聚
陽明化熱燥急當瀉熱湿在上治以辛散以風勝湿在下治以
苦泄以滲淡滲如狂蓄血勢所必攻汗後溺白自宜投補酒客
多蓄熱先用清中加之分利後顧脾陽女勞有穢濁始以解毒
繼以滑竅終當峻補真陰表虛者實衛裏虛者建中蓋脾者畏
木而喜風燥制水而惡寒湿故陰黄者寒湿相搏也療以辛熱
無疑陽黄者湿熱氣蒸也治以苦辛淡法為準

夏秋疸病湿熱氣蒸外干時令內蘊水穀必以宣通氣分為度要

失治則為腫脹。由黃疸而腫脹者。治以苦辛淡法。二金湯主之。

黃疸小便短者。茵陳五苓散主之。此治陽黃之法也。蓋胃為水穀之海。營衛之源。風入胃。家氣分。風濕相蒸。是為陽黃。濕熱流於膀胱。氣鬱不化。則小便不利。當用五苓散宣通去裏之邪。茵陳開鬱而清濕熱。

素積勞倦。再感濕溫。誤用發表。身面俱黃。不飢溺赤。連翹赤豆飲。加保和丸主之。

瘟疫部

瘟疫論

此症多發於春分之後。夏至之前。故曰瘟疫。如有鬼癘之氣。又曰癘疫。以衆人所患相同。又曰天行時疫。其症與傷寒相似。傳經表裏。亦無不同。惟時令已燥。毒氣鬱蒸。與傷寒微異。發散宜用辛平等劑。又有四時瘟疫治法大暑相同。

瘟疫論治

瘟疫病陽脉濡弱。正虛也。陰脉弦緊。邪實也。正虛則外邪莫能解散。凡冬不藏精之人。尤易沾染。宜表散中。稍加人參以領其邪。庶病不至纏身不已。

羊毛瘟

凡男女大小。陡然腹痛。不過一二時即死。急照驗方編瘟疫门治之。

大頭瘟

此症頭面腫大。咽喉閉塞。亦危急症也。用板藍根方治即普濟消毒飲詳大全

之最效如大便閉加大黃

諸血部

治血論

治血不可單行單止亦不可純用寒涼蓋血寒則凝反為敗症治實火之血須順氣氣行則血自歸經治虛火之血宜養正氣正氣旺則自能攝血

七竅出血

凡耳目口鼻一齊出血名曰上虛下竭死在須臾不及用藥用粗草紙數層冷醋浸透搭在顖門其血即止無醋則用冷濕手巾搭之然後用補血湯加沉香生地煎服

口鼻出血不止方見口鼻各部

吐血欬血咯血均見欬嗽部。

臍中出血。臍乃腎經之位。出血者。腎火之外越也。六味湯加骨碎補治之。蓋六味湯滋水以息火。骨碎補最能止竅。補骨中之漏者也。故加入相宜。并治齒血。

毛孔出血。用穿山甲炒研細末敷之。用布紮住即止。隨服補血湯數劑。腎囊上毛孔流血。亦用此二方。

毛孔節次出血。不出則皮脹如鼓。頃刻口鼻眼目俱脹。此名脉溢症。飲生薑汁一二盞即愈。

諸汗部

陽虛陰虛辨

自汗屬陽虛盜汗屬陰虛亦有過服參芪而汗反甚者以陽盛陰虧陽愈補而陰愈虛也又宜清熱養血而汗自止

五臟各有汗論

經曰汗雖為心液然五臟亦各有汗經曰飲食飽甚汗出於胃驚而奪精汗出於心持重遠行汗出於腎疾走恐懼汗出於肝搖体勞苦汗出於脾

桂枝非閉汗解

太陽病發熱汗出為營弱衛強盖陰虛陽必湊之故以桂枝發其汗此乃調其營衛氣則衛氣自和風邪無邪容則自汗而解非若麻黃能開湊理以發汗也若傷寒無汗以

發汗為主。不獨調其營衛。故曰無汗不得服桂枝。有汗不得服麻黄。以桂枝湯中有芍藥故也。

小兒盜汗自汗

盜汗為陰虛。自汗為陽虛。然亦有秉質如此。終歲習以為常。此不必治也。若平日並無此症。又非夏秋暑着月。而無端盜汗者。宜四物湯加龍骨牡蠣浮小麥北五味之類。以養其陰。無端自汗者。宜四君子湯。加北五味牡蠣以養其陽。或玉屏風散亦可。

盜汗

盜汗者。臟中出之也。有因腎虛而致者。必見肌瘦面黄。神倦無力。不欲食。甚則欬嗽血吐血。此皆虛熱之証也。生地黄煎。八珍湯。

加黄芪北五味並主之。有因胆熱而致者。必見口苦脇痛耳聾目赤。頭胸脇痞滿。默默不欲食。心煩喜嘔。或腹中痛。或渴或嗽或往來寒來寒熱。小便不利。此熱閉腠理也。小柴胡湯加丹皮主之。

自汗者。時常出之也。有因脾虛表不固而致者。脾主肌肉。表虛不攝也。有病過表即有此症。五味異功散。加黄芪主五味主之。有因胃熱薰蒸而致者。必見煩躁不寐。口渴喜飲。甚則譫語氣促抽薪飲主之。或用白虎湯

身出黄汗者。濕熱將成黄疸也。梔子蘗皮湯主之。或用茵陳五苓

散去桂枝主之。

頭汗辨。治。均見頭部。

瘢疹部

瘢疹辨

成朶如錦紋者為瘢。隱隱見紅點。或白點者為疹。胃熱。失。下。冲入。少。陽。則。助。相。火。而。成。瘢。冲入。少。陰。則。助。君。火。而。成。疹。又有內傷陰證。見瘢疹者。微紅稀少。是胃氣極虛。逼無根之火。游行於外。當補氣血。忌用升散之品。

斑疹有陰陽二証辨

色赤如錦紋者為斑。隱隱見紅點者為疹。斑重而疹輕。多由胃熱所致。此陽証也。石膏為發斑疹之要藥。

又有內傷陰証見斑疹者色微紅而稀少此胃氣極虛當補氣血使中有主則氣不外游血不外散若作熱治生死反掌

斑疹治

斑從胃出疹從肺出皆火鬱而化也其始皆以葛根湯加牛蒡散之次用犀角大青湯加石膏主之或用三黃解毒湯甚則白虎湯調胃承氣湯治之微紅而稀少者表散藥中加入人參生地等藥此胃氣虛極即陰症傷寒類也

又斑疹辨治

斑疹皆热也不可用人參白朮等味必胃氣虛極然後用之宜理血而不宜散血疹初起必發熱口渴狀若紅雲一片與斑相似但斑無頭粒而疹有頭粒如虫咬之狀風温也

作用葉天士先生。西河柳叶方治之。作癢而心下迷悶者。風熱也。消風散治之。

風疹塊

有人渾身上下四肢。俱生風熱疹子。成顆成片。耳孔鼻孔。俱已生滿。心中發熱。悶躁。頭眼俱腫。以滚水盪之。自在一時。須刻又癢。用生姜搗爛布包擦。內服消風散。或外用蒼耳子煎水洗之。

遍身搔癢

一人田間收稻。忽然遍身癢入骨髓。用食盐九錢。以滚水冲作三服。每飲一碗。以手抵住舌根。使自嘔吐。三飲三吐而愈。或用盐二升。濃煎。温洗浴三五次。能消一切風氣。

奇病部

男婦與邪物交。獨言獨笑。悲哭恍惚。用明雄黃蒼朮松香。先將松香溶化。以虎爪和各藥末為丸。如彈子大。夜燒火籠中。令病人坐其上。以被蒙住。露頭在外。扶住薰之。連薰三夜。邪物自去。愈後必然泄瀉。多（服煉）平胃散自愈。終身忌食螃蟹。

眉毛搖動。晝夜不眠。呼喚不應。飲食如常。大蒜二兩搗汁。先酒飲之自愈。

頭面發熱。身有光色。用大蒜汁酒調服。

面腫如斗。眼中見人只三寸長。此痰症也。用瓜蒂炒黃。紅飯豆水

煎服一二劑。使痰吐盡。腫消為度。再用六君子湯調理。補的

見一物如兩物。或三四物。又見棹椅等物。平正者視之反歪斜。歪邪者視之反平正。用補藥瀉藥寒藥熱藥皆不效。又服滚痰丸更不效者。此胸膈有伏痰也。用常山党參蘆甘草生姜濃煎。食遠服之。吐痰乃愈。

眼見諸般飛禽走獸。以手捉之則無。此肝胆邪大也。用棗仁羌活草決明花元明粉。共為末。每服二兩。水一碗煎七分和渣飲之。每日三服。

口鼻流出臭水。以碗盛之。內有魚蝦走動。捉之即化為水。此肉壞壞

焰　如一　如二　如三　炊

也。多食鴨自愈。
口鼻中氣常出不散。凝如香蓋。過寸日後。漸漸至肩胸。與肉連。堅
如鉄石。澤瀉煎湯。日飲三碗。連服五日即安。
身發寒热。四肢堅硬。如石。敲之作鐘磬聲。吴茱二錢煎湯。木香二
錢。研末兑服。
遍身皮肉肉。滚滚如波浪聲。癢不可忍。抓之血出。此名氣奔症。用
黄杖台党青盐細辛。水煎緩緩服之。
面如虫行。不時燒热。此症恐是麻風。查麻風症辨明治之。
皮膚中如有蟹。行走有聲。如小兒啼哭。此筋肉之化也。用雷丸雄

黄。共為末。摻猪肉片上。火中燒熟食之。

皮膚手足之間。如蚯蚓鳴。此水湿生虫也。用蚯蚓糞敷於患處。鳴即止。再用泔米芡實白朮生艸黃芩附子防風煎服。此治湿則虫無以養。又有生艸以解毒殺虫。防風去風而逐瘀。附子斬斬関而祛邪。邪以奏功如神也。

臨臥遍身風出。血肉俱壞。漸生漸多。舌尖出血。身齒俱黑。唇動鼻開。每日飲鹽醋湯數碗。十日自愈。

忽有人影。與已隨行。坐臥。久則成形。與已無異。此名離魂症。用人參長砂茯苓。煎服數劑。俟形影不見。再服十全大補湯。以免後

患

臥牀四肢不能擧動。口說大話。並喜說食物。此名失說物望病也。

病人如說食肉。便與爾食之。病人聞之即喜。以肉放病人前。要

吃。却不與吃。此乃失他物望也。不必服藥。其人睡中口流涎出。自

愈。

雜熱部

發熱症論

外感則發熱無間。內傷則時熱時止。

三寒傷寒載陽症治

附子為陰症要藥。凡傷寒傳變三陰中寒。

夾陰身雖大熱。而脉沉細。或厥冷。腹痛甚。至唇青。囊縮。急須用。

灶　灶

之。若待陰極陽竭則用之。已遲矣。東垣治傷寒陰盛格陽面目俱赤煩渴引飲脉七八至。而按之則散。用姜附湯。重用人參得汗而愈。真神聖也。

發熱症治

發熱無間。或起伏寒熱。無汗。腠理閉也。香蘇散主之。甚則用麻杏甘桔湯。夏月暑閉乾熱無汗則用香薷飲兼欬嗽者。麻黄湯主之。輕則止嗽散。時熱時止。熱亦不盛。神倦肌瘦奄奄不止。此壷火亢也。六味地黄湯主之。

戴陽症治

似熱非熱。勢熱勢不揚。或身雖大熱。而脉沉細。或面目俱煩渴引飲。脉數。重按而散。金匱腎氣丸主之。與本部二號參看

有寒热往來者。欲化瘧也。小柴胡湯主之。

惡寒論

外感雖繁。火不除。内傷則得熯便解。

惡寒治

夏月惡寒。頭痛而煩渴。或鼻塞流涕者。傷暑風也。香薷飲加荆芥秦艽主之。倘有寒热晝夜不止者。恐是傷寒。照傷寒治之。凡惡寒無汗者。寒乘表也。麻黄湯主之。畏風者。邪在皮毛也。香蘇散主之。如但形寒。則用桂枝湯去芍藥主之。又有脾陽虛而不達於表。以致惡寒而倦臥也。附子理中湯主之。

雜治部

平倒論治

非風平倒。若無痰阻。是陽氣暴脫。須大劑參附峻補。

元氣以先其急隨用歸地甘枸以培其本

鬼氣尸疰論

身中鬼氣接引外邪有飛尸遁尸風尸沉尸尸疰之别青蒿為主治要药

生癰疽惡毒因由

癰從六腑生疽從五臟五生皆陰陽交滯而成氣為陽血為陰血行脉中氣行血外寒湿搏之則凝滯而遏火熱搏之則沸騰而速氣鬱邪入血中為陰滯於陽血鬱則邪入氣中為陽滯於陰致生惡毒

天柱骨倒

此由腎寒而督脉空也右歸飲主之

附骨疽治論

痛處發熱四肢乍寒乍熱小便赤大便閉無汗泄

热發汗則消。

吞酸噯腐

此由胃寒而食不消也。香砂二陳湯主之。

厥脱症

此氣衰火息也。附子理中湯加大劑人參主之。

瘰癧治

此因肝熱血燥筋急而生也。再由鬱怒而起者多。消瘰丸主之。薰服逍遥散。

不寐論

臥則血歸於肝。凡肝虛者膽亦虛。肝不藏魂故不寐。血不歸脾。臥亦不安。金匱治虛勞虛煩不寐。用酸棗仁湯。

不寐辨治

有神氣奄奄。肌瘦乏力。食少虛勞等證。由思慮太過。神不安也。歸脾湯。安神定志丸主之。有煩躁口渴喜飲。或自汗

者。热盛乘心也。導赤散加益元散主之。有口膩不渴惡食或熏
嘔噁。此胃不和。故臥不安也。二陳湯加砂仁主之。

煩躁治

煩躁熏口渴。或自汗。喜飲冷湯。心热也。瀉心湯加竹捲
心主之。熏虛热腸痛頭眩心悸不寐者。肝虛而相大亢也。六味
地黄湯主之。又有腎虛陰大工亢。热甚而脉沉細。或脉數而按
之則散者。名戴陽症。陰躁似陽躁也。金匱腎氣丸主之。

癲狂症論

顛多喜笑。尚知畏懼。為不足。狂多怒。怨人莫能制。為
有餘。皆因驚憂痰血塞於心竅所致。用白金丸。一以散惡血。一
以散化頑痰也。

癲狂辨治

有因心熱而致者。棄衣罵詈。煩躁不安。者生鐵落飲主之。有因中時疫而致者。初頭痛發熱。漸嘔噁。胸滿脹悶。譫語昏焦口渴。治疫清涼散主之。有因大腸燥屎不出而致者。燥渴譫語。舌苔或黃或黑。等象。大小承氣湯主之。有傷寒熱結膀胱下焦蓄血而致者。少腹必然硬滿。調胃承氣湯主之。

譫語治

兼發狂腹硬。舌或黃或灰。右關脈實大。此胃有燥屎也。大承氣湯主之。餘照上癲狂症分辨治之。

飲酒成諸疾戒

酒性損胃。燥精動火。生痰。發怒助怒。致生濕熱諸病。蓋相火上炎。肺金受爍則生痰嗽。脾因火而困怠。胃因火而嘔吐。心因火而昏狂。肝因火而善怒。胆因火而忘惧。腎因火而精枯。以致吐血消渴。劳傷蠱膈。癰疽失明。為害無窮。且人知戒早飲。而不知夜飲更甚。醉飽就牀。熱擁三焦。傷心損目。夜氣收歛。酒以發之。乱其清明。劳其脾胃。停湿動火。因而致病者多矣。况陰虚者飲之。則陰愈傷。陽虚者飲之。則陽愈敗。故或致血不養筋。則為中風。或致脾傷熱毒。則為痰飲。泄痢。或湿熱上蒸。則為喘汗鼻渊。或流入筋骨。則為瘫瘓疼痛。或致動血傷精。則為劳損失血。或致傷肌腐肉。則為爛瘡痔漏。并有積漸日久而成水鼓者。則尤多也。

集成寶鑑 下

壽人藏

婦女部

婦女之症。大要不離乎中情鬱結。主治之法。審無外感內傷別症。惟有疏肝養血四字。四物湯。逍遙散之類。可以得其八九。凡室女天癸未至者。有病從幼科論。天癸既行。則與婦人同治。胎前宜涼。產後宜溫。此一定之理。然亦當隨症別之。其一切雜症。與方脉同。

調經門

調經之藥。於行經時多服數劑。下次經期即準。若丸藥則宜常久服之乃效。

調經之法。方書以趲前為熱。退後為寒。此說亦難盡信。當先審其色以別之。經來紅色。正色也。不必服藥。淡紅者。虛也。八珍湯紫之。如黃水者。虛寒也。加味四物湯。加姜棗引之。黄如米泔者。濕也。六君子湯。加苡米扁豆。紫黑色者。血熱也。生地四物湯。加丹參丹皮益母艸。紫黑成塊而色明者。血虛熱也。生地四物湯。加丹參丹皮益母艸。或用香附黄連湯。紫黑成塊而色暗者。寒也。四物湯。加桂心牛膝。如綠水者。虛寒已甚也。附子烏鷄丸主之。經來全白色。五心煩熱。小便作痛者。氣血虛也。亦用附子烏鷄丸。又有成塊。色如葱白。或黑色。頭昏目暗唇麻。虛症也。用補內[illegible]明補丸

經

經未及期而先行。如德性溫和。素無他疾者。血盛且熱也。生地四物湯。加知母麥冬地骨皮甘草。性情急躁。多怒多妒。

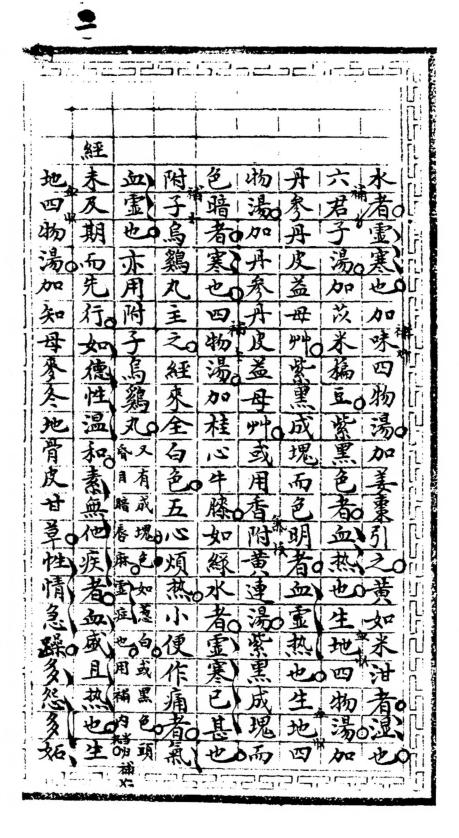

者○氣血俱熱且鬱也○生地四物湯○加香附条芩川連生艸○形瘦素無他疾者○血熱也○生地四物湯加黃芩川連生艸水煎食前服○兼服三補丸○和之○形瘦素多疾且熱者○其衝任內傷也○四物湯加党參知母麦冬炙草○姜棗引○更宜常服地黃丸○如曾悞服辛熱煖宮之葯者○其衝任伏火也○生地四物湯○加黃柏知母木通生草○更服三補丸○如形肥多痰多鬱者○血虛氣熱也○生地四物湯○去白芍○加陳皮半夏茯苓条芩生草香附黃連○

經過期後行○如德性溫和○素無疾者○氣血虛少也○八物湯加（即補十八珍湯）

姜棗主之。性情急躁。多怒、多妬者。氣逆、血少、也。八物湯。加香附、青皮。更常服蒼莎丸。形瘦、素無他疾者。氣血不足也。十全大補湯。加姜棗引之。形瘦、食少者。脾胃衰弱、氣血虛、少也。異功散。歸芎湯並主之。姜棗引。兼服地黄丸。肥人、及飲食過之人。濕痰壅滯。軀肢迫塞也。六君子加歸芎湯。姜棗引之。兼服蒼莎丸。素多痰者。脾胃虛損。氣血失養也。參朮大補丸主之。倘未如屋漏水。頭昏目暗。小便痛。帶下。喉臭惡心。先用理經四物湯。後用補內

一月而經再行。如性急、多怒、氣者。傷肝以動衝任之脉也。四物湯。加柴胡、党參、条芩、生艸、川連。更常服補陰丸。如傷衝

五六七

任之脉者○四物湯加党參知母麦冬○更服地黃丸○
數月而經一行○瘦人則脾胃弱○氣血虛○大十全大補湯○地黃
丸均可○肥人則多痰熏氣血虛○六君子湯○加蒼莎導痰丸
主之○姜為引○

經行或前或後○虛也○八物湯去地芍○加陳皮丹參香附丹皮○
姜棗為引○或服烏鷄丸○與烏鷄湯○

經行或多或少○瘦人經水來少者○氣血虛少也○四物湯加人
參○肥人經水來少者痰碍經隧也○二陳湯加歸芎○經來太
多者○不問肥瘦皆屬熱也○生地四物湯加芩連知母黃柏○

薰服三補丸

經閉不通。其候有三。脾胃傷損、飲食減少、氣耗血枯、而不行者。法當補脾胃。養氣血、而自行、不可妄用通經之劑、有憂愁思慮。惱怒怨恨。氣鬱血滯者。法當開鬱氣、行滯血、而經自行。不可用補劑。有軀肢迫塞、痰涎壅滯者。法當行氣道痰而經自行。脾胃傷損者。用補中益氣湯。更服參朮大補丸。烏雞丸。氣鬱血閉者。用開鬱二陳湯。更服四製香附丸。因痰者。用蒼莎導痰丸。更服開鬱二陳湯。去莪朮。加枳殼。更有經閉骨蒸潮熱脉虛者。八物湯去朮芍。加麦冬知母柴胡。有汗再加地骨皮。無汗加丹皮淡竹叶。如热太甚。加煨姜。更有發热喉燥唇乾脉實者。四物涼膈散主之。入有經閉腹大如孕者。名石瘕。因行經之時。寒氣自陰户而入壯盛者半年之後。小便長而消矣。虛怯者必成腫病。用温經湯。宜常服四製香附丸。亦有室經閉。偏身浮腫者。因不知保養。誤用冷水洗手。血凝不出。面色青黃。不可作水腫治之。用通經丸。或因鬧氣為热氣所沖。面目腫大。而經不通。亦用通經丸。再有經停數月。腹大如鼓。忽然經來如蝦蟆子者。十全大補湯主之。

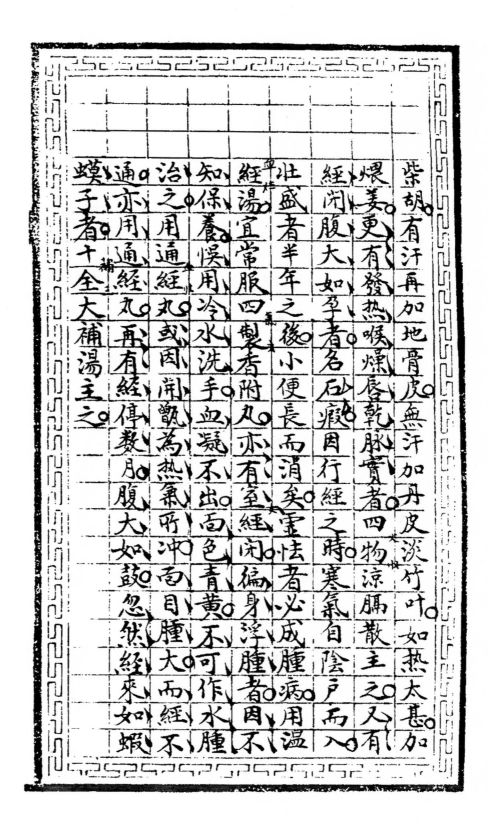

經逆上行。從口鼻出。血熱也。或食椒姜熱毒之物。其血乱行。或熏、下、崩。俱用犀角地黃湯。空心服。或用生地四物湯。加丹皮、阿膠、黃芩、山梔。如欬嗽氣嗆者。當用紅花散數劑。次用冬花散。止嗽下氣。更有絡脉傷損而血妄行者。脉必虛芤。珍八珍湯主之。

血

崩之症。有因陽虛而崩者。氣不攝血故也。症必氣喘汗流。或惡寒。精神恍惚。急用附子理中湯。有因血熱而崩者。症必身熱如火。唇乾口渴。齒板。急用生地四物湯加川連、阿膠、丹皮、山梔。有因傷衝任而崩者。症必神昏目眩。毫無精

神。脉亦虛芤。速用八珍湯加阿膠艾叶棕炭。或用膠紅飲
接服六君子湯。加歸芍。亦有老婦驟然血崩。名倒經。先用
膠紅飲止之。如仍發热。以茶叶濃煎服之。再用六君子湯
加歸芍調理。如崩中漏下。五色者。蜂窠焙枯。研末五分。温
酒下。再有崩久成漏。連年不休者。此中氣下陷。元氣不固。
也。用加味補中益氣湯。兼服鹿角霜丸。葉天士云。初崩宜
塞。久崩宜通。通直妙義也。

腹

中脹痛。痛脹者。氣滞也。調經飲。或四物湯。加延胡香附木香。
痛者。血滞也。獨聖散主之。有將行而腹痛者。拒按者。氣血

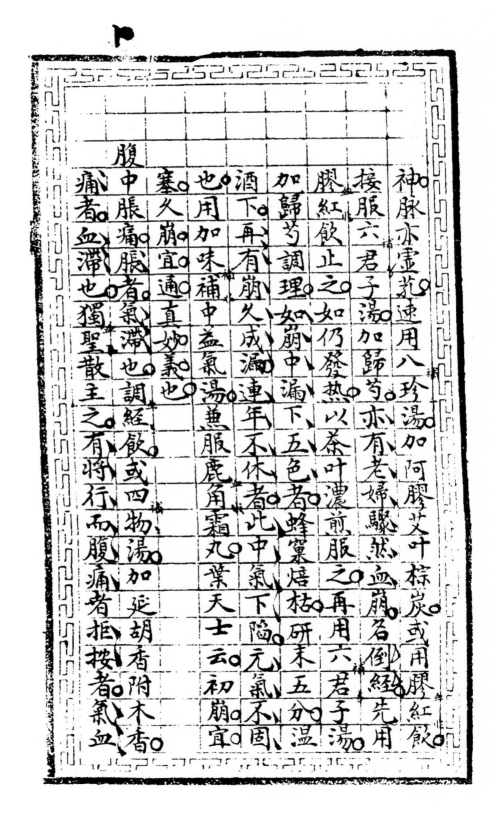

凝滯也。調經飲。或四物湯加延胡香附木香。有既行而腹痛者喜按者。氣虛血少也。四物湯加人參白朮。有兼小便痛如刀割者。血閉門不開也。用牛膝乳香麝香空心服。如係火症。脉必洪數。有口渴唇乾目赤之證。用加味木通湯。去參麦主之。或腸內一塊作痛。經水深黃色。先治塊用四物湯。加元胡老姜沉香。又有結成一塊。如皂角一条。痛不可忍。不思飲食。血滯也。治法亦如之。又有經來二三日遍身疼痛。或熱或不熱。寒邪入骨也。宜解表。用烏藥順氣散姜葱引之。

月候不調論

氣為血配。血因氣行。成塊者。氣之凝。將行而痛。氣之滯。行後作痛。氣血俱虛也。色淡亦虛也。色紫氣之熱。色黑熱之甚也。錯經者。氣之乱。肥人痰多而經阻。氣不運也。香附陰中快氣之藥。能引血藥至氣分而生血。即陽生陰長之義。另有香附得他藥見功說。

月候論

女子陰類也。以血為主。其血上應太陰。下應海潮。月有盈虧。海潮有朝夕。月事一月一行。謂之相符。故曰月水。二七天癸至。七七天癸絕。天癸者。天一生水也。月信月經。自有常軌。其或先或後。或通或塞。即成為病。其常中有變。古人並未言及。不可不知。有當行之期。血不下行。或吐血。或衄血。或眼耳出血。謂之倒經。有三月一行者。謂之居經。俗名按季。有一年一行者。謂之避年。有一生不行而受胎者。謂之暗經。有受胎之後。月月行經而產子者。謂之盛胎。俗名垢胎。有受胎數月。血忽大下。而胎不損者。謂之漏胎。此雖以氣血之有餘不足而言。而實異於常者。不必疑忌。

通治經閉

用蚕沙四兩。炒半黃。用黃酒斤半。瓦罐煎滚。濾去蚕沙。將酒入瓶封好。溫飲一二杯即通。如因脾胃損傷血枯不行者。用補中益氣湯加減治之。

經來溏瀉者。脾虛且有寒濕也。六君子湯加肉果主之。
經來兼帶下者。或因寒濕。或因濕熱。俱從五苓散加減。
經來而偶阻溺竅者。調經飲。澤蘭湯。並主之。
經前發熱者。血熱也。生地四物湯主之。或有經後發熱者。血
虛也。四物湯主之。
經來食物即吐者。痰在胸膈也。先用烏梅丸。後用九仙奪命
丹。有經來常嘔吐不欲飲食者。胃虛寒也。四物湯加丁香
乾姜主之。
經來欬嗽者。肺金枯燥也。先用茯苓湯。次用烏蘇丸。

經來大小便俱出者。名曰蹉經。因吃熱物過多也。分利五苓散主之。

逐日經來數點則止。或五日。或十日。又來數點。一月三四次。面色青黃。艾膠湯主之。再用陳皮烏葯丸服之。

經來不止。形如牛膜。昏迷倒地。硃砂丸。姜湯送下五十丸。

經來有白虫如雞腸。滿腹疼痛。先用追虫丸。後用建中湯。

經來狂言如見鬼神。此因家事觸怒。血逆攻心。先用麝香辰砂遠志紫胡茯神党參术香桔梗甘艸服之。次用茯苓丸。

經來不止。形如魚腦。足痛不能動履。此下元虛冷。更兼風邪、

比北

也○用疏風止痛散○或下血胞○大如鷄蛋○剖開內如石榴子○
其婦昏迷不知人事者○暈疷也○用十全大補湯○姜棗引之○
其中甘草肉桂米炒○因肉桂味辛動血○或加減用之○
經來潮熱○不思飲食○胃氣不開也○逍遙散主之○
經少腹大○如漏胎狀○此名腸蕈○因行經之時○寒氣自肛門而
入○客於大腸○以致經血凝溫○月信雖行而却少○其腹漸大○
如孕子狀○如為胎漏狀○虛怯者必成脹病○用桂枝桃仁湯○
姜棗引之○宜常服四製香附丸○又有腹大如孕○忽然經來○
崩下胞血中有物○如蝦膜子者○昏迷不知人事○詳經閉類○

又有名石瘕者。亦詳經閉類。（二症均詳上另）

婦女癖疾。經水不調。面色黃瘦。欬嗽燒熱。或吐血。或不吐血。不思飲食。精神疲倦。虛寒也。用四物湯。去川芎。加蒲黃乾姜甘草黑豆肉桂赤芍。研末酒沖服。四劑。忌風驚氣惱。

帶症門

帶有素青黃赤白黑之分。亦不必分屬五臟。總之。不外乎。脾。虛。有濕而已。用五味異功散。加扁豆炒米山藥澤瀉等。倘挾五色。則加本臟藥一二味。若有熱。加黃柏蓮心為要。

青色屬肝。異功散加柴胡山梔主之。

黃色屬脾。異功散加石斛荷葉陳米主之。

赤色屬心、異功散加丹參當歸主之。

白色屬肺、異功散倍加苡米主之。

黑色屬腎、異功散加杜仲川斷主之。

白帶

白帶白濁白淫。婦人常有之病。固不同。治亦有別。白帶者。時常流出。清冷稠粘。下元虛損症也。白濁者。隨小便而來。渾濁如米泔水。此胃中濁氣滲入膀胱也。白淫者。常在小便之後來。亦不多。此滑而自出。不治亦愈也。治白濁。用加二陳湯（燥土）加白朮益智蒼朮升麻柴胡。薑為引。如帶久不止者。專以補虛為主。十全大補湯（補土）去地黃。加陳皮半夏乾薑。更服參朮大補（補脾）

乍

吸

幸門多用四物湯加
減其中川芎一味另
不可用慎之
川芎一味丸料忌用
湯劑則不忌又識

丸。以補脾胃之虛。及服補宮丸。以補下元之耗。
赤白帶下。臍腹疼痛者。用白芍乾姜共為末。每服五錢。米湯
調下。

胎前門

子懸者。胎上逼也。紫蘇飲加減治之。有氣逆而厥暈者名子
眩。亦用胎前藥。脾虛挾痰者。用六君子湯。子煩者。煩心悶亂
也。四六兩月。居多火盛而煩。淡竹叶湯治之。氣滯而悶者
用二陳湯。加黃芩蘇梗枳殼。更有血虛受風。忽然口噤反
張。名子癇。用羚羊角散。怒動肝火者。佐以逍遙散。胎氣上

飲逆者。佐以紫蘇飲。又有氣壅挾痰火而痾者。忽然卒倒不語。須臾卽醒。用清神湯。琥珀壽星丸

子鳴者。小兒口中脫出胞䴏。腹內哭聲也。須曲腰就地如拾物狀。一二刻疣瘩仍入兒口。卽止。用四物湯。加白朮茯苓。以安胎氣。

子瘖者。腎脉繫舌本。爲胎氣壅閉。故不能言。不須服藥。分娩後自能言矣。

小便不通者。小腸有熱也。四物湯。加黃芩澤瀉主之。然胞胎墜壓。胞系繚亂。亦有點滴不通者。名曰轉胞。其禍最速。茯苓升麻湯主之。或服補中益氣湯。隨服而探吐之。後子淋詳

胎水腫滿者。名曰子腫。由胞胎壅遏、水飲不流所致。五皮飲加白朮茯苓主之。脾虛不能制水者。六君子湯主之。

乳自出者。名曰乳泣。生子多不育。八珍湯主之。

熱病損胎者。病熱而胎損腹中也。右方用黑神散下之。或平胃散加朴硝五錢下之。更穩。產母面赤舌青。其子已損。若面青舌赤。母亦難全。慎之。

小產者。未足月而欲生。總因勞傷所致。急用安胎飲以安之。既產而腹痛拒按者。瘀血也。當歸澤蘭湯主之。

小產後血不止。或煩渴面赤。脈虛微者。氣血大虛也。八珍湯加炮姜。若腹痛嘔瀉。脾胃虛也。香砂六君子湯加姜桂。

惡阻者。濁氣閉塞中脘停痰眩暈嘔吐滿悶。宜二陳湯加枳

殼主之。脾虛者。六君子湯加蘇梗砂仁香附。

胎動不安者。起居不慎也。安胎飲主之。

胎漏者。經水忽下。血瀝盡則胎不保。四物湯加防風子芩。如

血虛加茯苓阿膠艾叶。氣虛下陷者。用補中益氣湯。此症

氣虛血虛固也。而胞中未免有熱。或酌加黃柏知母參朮。

之數類。因撲跌動胎而下血。砂仁炒研末。每服二錢酒下。

孕婦目鼻咽喉唇口諸病。多屬熱也。涼膈散隨症加減用之。

或用三解湯。如咽喉痛甚者。加牛蒡射干之類。

孕婦口渴者。因血少三焦火熾所致。用生地四物湯。加石斛沙參之鮮者。如瘦人陰虛口燥。則用熟地。

孕婦欬嗽。初嗽者必惡風。寒發寒熱。鼻塞或流清涕。宜發散。用加減參蘇飲。如久嗽不已。謂之孕嗽。引動其氣。恐其墮胎。用四君子湯。加蘇叶阿膠桔梗。食後煎服。

孕婦心痛難忍。此胎氣不順也。用順胎散。

孕婦乳腫。或兩乳。或一乳。乳腫痛作冷作熱。名曰內吹。用皂角一条。燒枯存性。酒送下。乳癰乳岩。各症另治。

孕婦腹滿。吞酸惡心不喜食者。加味六君子湯主之。

孕婦瘧疾。不可輕用截藥。恐致損胎。用柴胡知母湯。如瘧久不退轉甚者。七聖散主之。須水酒各半。臨發五更時服之。忌生冷鷄魚等味。

孕婦霍乱。心腹絞痛。上吐下瀉。用紫蘇条芩藿香陳皮甘草砂仁白朮。姜棗為引。

孕婦中暑。發熱而渴。自汗。精神昏憒。倦怠少氣。清神和胎飲主之。

孕婦中濕。其症發熱。骨節煩疼。體重頭痛。鼻塞。黄芩白朮湯主之。加姜煎服。

孕婦至七八月箇月。胎已長成。腹大腹滿。逼迫子戶。坐卧不安。謂之子滿。束胎飲主之。

孕婦小便多而動紅勢欲小產。用葱頭二三十根煎服。止後仍用安胎飲。小便少而澁痛者。子淋也。用加味木通湯。

孕婦頭痛者。霊也。加味芎當湯主之。

孕婦心忡。猪心一箇。不下水洗。煎湯調硃砂三分。或用加味參麥散。

子死腹中。用平胃散。加朴硝。去渣温服。

孕婦腰痛。肝腎虧也。千金保孕丸主之。
孕婦大便閉急不出。因脾土燥。大腸澁。不可用硝黄等藥。宜
用枳實瓜蔞麻仁等味。
孕婦泄瀉。以補中安胎爲主。用四物湯。如發熱而渴者。熱症
也。本方換生地。加条芩。不渴者。寒症也。本方加乾姜烏梅。
如瀉久不止而渴者。四君子湯加白芍訶子干姜烏梅。如
久瀉大渴者。茯苓炙草藿香木香干姜。水煎時時服之。
孕婦痢疾。以清熱和胎氣行氣養血爲主。虛坐努力者。防其
損胎。用當歸黄芩芍藥湯。如久痢不止。用黄連阿膠湯。

孕婦中風。或手足拘攣強直。或卒倒昏悶。口眼喎斜。手足痠痰口噤不語。不可用常治中風之法。只以補靈安胎為本。兼用搜風之品。用八物湯加黃芩炙芪防風羌活秦艽。姜棗為引。如牙關緊閉。痰氣壅滿。不知人事。先用黃蠟枯礬麻黃為末。擦上牙關。再用上方服之。又有毋久精神承胎不任。一時倒地。[illegible]

孕婦癲癇。此症手足不能動。乃胃中有痰凝聚氣血所致。用烏藥順氣散。

孕婦無故心靈驚恐悲泣。狀若遇邪。此臟燥症也。用甘草小麥大棗三劑。再服竹茹湯。

孕婦至七八九箇月內忽然声啞不語此少陰血脉下養胞
胎不能上榮於舌生子之後自能言語非病也不可服蔛
只以飲食補之
誤服藥胎欲墮生白扁豆去皮為末米湯調湯服或煎濃汁
服此症胎氣已動未墮口噤自汗手强頭低似乎中風人
多不識若作中風治必死慎之
臨產暈絶不省人事用生半夏研末吹鼻中得嚏即醒醒後
或用佛手散或用加味芎歸湯
臨產艱難及氣弱或矮小婦女交骨不開用加味芎歸湯

產後門

凡橫生逆產不可乱用催生之葯。佛手散最穩最妙。

產後血暈。其症有二。一因血來太多，卒然昏仆者。氣血兩虛也。用佛手散，加党參、澤蘭、炙草、芥穗。一因血去少而惡路未盡，腹痛拒按，瘀血上攻而昏眩者。歸芎湯、失笑散並主之。或用黑神散。

產後乍寒乍熱似瘧者。敗血未盡，陰陽不和也，皆能致此也。何以別之。曰敗血為病，蓋以小腹刺痛為異耳。因敗血留滯，經脉皆閉，荣衛不通，閉於荣則血甚而寒，閉於衛則陽甚而熱，荣衛俱閉，則寒熱交作，荣衛氣行即解矣。黑神散主之。陰陰陽不和者。產後氣血虧損。陰陽俱虛。陰虛則陽勝。而熱。陽虛則陰勝。而寒。陰陽俱虛則乍寒乍熱。用八物湯。去地黃白朮茯苓。加乾姜。寒多熱少者。加肉桂。熱多寒少者。加柴胡乾姜。減少用之。煩渴者加知母麥冬。食少者加陳皮白朮。似瘧真瘧。何以別也。似瘧者。寒不凜凜。熱不蒸蒸。發作無時。亦不甚。若此正氣虛。而無邪氣也。真瘧者寒則湯火不能慄。熱則冰水不能解。發有定時。煩苦困頓。此正氣虛而邪氣相搏也。故下接録真瘧。

產後瘧疾。氣血俱虛。榮衛不固。脾胃未復。或外感風寒。內傷飲食皆能成瘧。又有胎前病瘧、産後未愈者。産後之瘧最難調理，只以補正扶正為主。正氣勝則邪氣日衰，不可輕用截藥。用增損柴胡四物湯為主，姜棗為引。久瘧者加鼈甲、炙芪主之。

産後傷寒，氣血俱虛，榮衛不守，起居失節，調養不宜，傷於風則衛受之，傷於寒則榮受之。只以補虛為主，餘症以末治之。用佛手散加党參、白芍、炙草，姜葱為引。有汗曰傷風，本方加再加桂枝、防風。無汗曰傷寒，本方加麻黄、蘇叶。寒熱往來，再加柴胡。頭痛，本方再加藁本、細辛。偏身痛，本方再加羌活蒼朮○但熱不惡寒○本方再加柴胡葛根○發熱而渴○本方再加知母麦冬淡竹叶○又有血虛生內熱○其症心胸煩滿○呼吸氣短○頭痛悶乱○將晚轉甚○與大病後虛煩相似○名蓐勞也用党参歸身熟地肉桂白芍麦冬淡竹叶粳米大棗○热甚加炒乾姜○產後○大熱○非有餘之熱○乃陰虛內熱也○須用乾姜同補陰葯大劑服之○

產後中風○正氣羸虛○百節開張○風邪易入○調理失宜○風即中之○不省人事○口目蠕動○手足攣曲○身如角弓○此風外中者也○用愈風湯○及獨活湯○聲啞不語○心口發紅如鏡者或紫

黑色者。則愈重矣。用訶子三四枚。搗爛。先炒後煎濃水灌之。即吐痰涎。重則再進一服。不效。用陳年糞坑磚一塊洗淨。紹酒五觔。用炭火將磚燒透。浸在酒内。取出復燒。如此三徧。候酒溫。即令服一二杯。餘酒陸續飲完。不飲酒者。天泉亦可。忌食油膩等物。又有肝虛風從内生者。神昏氣少。汗出身冷。臟暈卒倒。手足扯動。用當歸建中湯加芪党附子姜棗。忌飲熱茶熱水。如痰迷心竅。神氣不清。恍惚昏眩者。用琥珀壽星丸。合党煎湯送下。

產後腹痛。中氣多虛。不能行血。血斷凝滯。或閉而不來。或来

而不盡敗血入腹故為腹痛乍作乍止必然拒按用黑神
散失笑散均可或有腹痛喜按者血虛也用當歸建中湯
或四物湯加參朮炮姜主之若兼風寒必然頭痛鼻塞惡
寒古拜散加芎歸秦艽炮姜主之有食滯者再加查炭麥
芽口鼻氣冷停飲吞酸噯腐俱用二香散中氣虛寒腹中
冷痛得熱則止者理中湯加桂心若小腹痛處有塊不可
手按如刀錐之刺者兒枕痛也失笑散主之又有産時寒
氣客於子门入於小腹或坐臥不謹使風寒之氣乘虛而
入但不作脹且無形影用金鈴子散姜引水煎食前服又

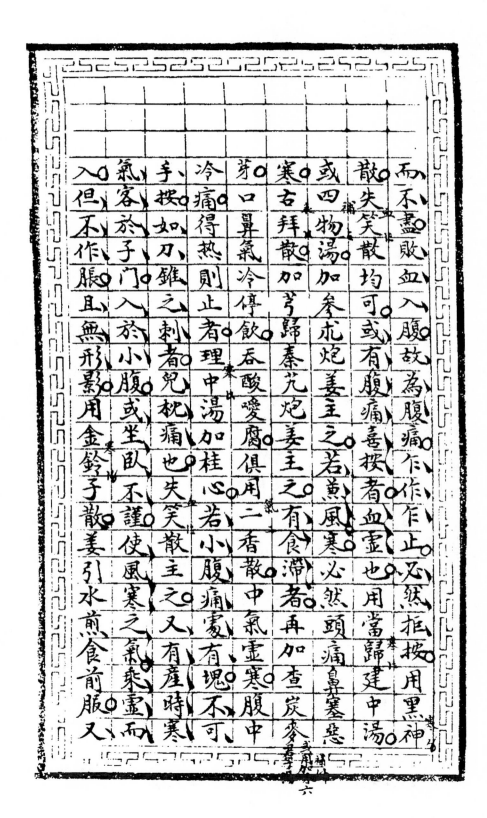

針訣

有血氣痛。如刀錐刺不可忍者。失笑散治之。

產後脇痛。因敗血流入肝經。厥陰之脉循行脇內。故有脇痛症。有虛實。宜分治之。如脇下脹。手不可按。瘀血也。用芎歸瀉肝湯。如脇下痛喜人按。其氣閃動筋骨。狀若奔豚者。此去血太多。肝虛也。用當歸地黃湯。姜棗引之。

產後頭痛。因去血過多。陰血已虧。陽氣失守。頭者諸陽之會。上湊於頭。故為頭痛。用佛手散加姜引之。又有敗血停留子宮厥陰之位。其脉上貫頭項作痛。其痛必連肚腹也。用黑神散治之。有寒熱者。照寒熱類治。

產後腰痛。女人之腎。胞脈所系。產後下血過多。則胞脈虛而腎亦虛。故令腰痛。其症不過隱隱作痛。用補腎地黃丸。又有敗血流入腎經。帶脈阻塞而為腰痛者。其痛必如刀刺。時作時止。手不可近。用加味桃仁湯。或復元通氣散。再有產時起伏挫閃腎氣及帶脈者。亦或腰痛。亦用前方。或痛而上連脊背。下連腿膝者。風也。獨活寄生湯主之。

產後遍身疼痛。因產時骨節開張。血脈流散。正氣衰弱。則經絡肉分之間。血多凝滯。骨節不利。筋脈不和。故腰背不能轉側。手足不能屈伸而痛也。宜用趁痛散。

産後心痛。心者、血之主。其人宿寒內伏。因産後虛寒。血凝不行。上冲心之胞絡。故心痛也。用大岩蜜湯。亦有因瘀血攻動而痛者。必痛而有形拒按。用黑神散。或失笑散。

産後腹脹滿悶。嘔吐惡心。因敗血散於脾胃。脾受之。不能運化精液。胃受之而成腹脹。胃受之。不能受水穀而生嘔逆。若以平常治脹治嘔之劑治。增反增其病。用赤芍半夏澤蘭陳皮党參炙草。姜引之。亦有傷食而腹脹嘔逆者。以脈辨之。因於血則脈弦濇。不惡食而嘔多血腥。因於食則脈弦滑而嘔多食臭。此以加味平胃散治之（或用加味六君子湯補幷）。或因怒哭傷肝。

嘔吐清水則失用失笑散加歸芍治之

產後呃逆此氣從胃中出上冲賁门呃忒而作声也有胃氣虛者有中氣不足衝任之火直犯清道而上者有飲水過多停水而逆者有大小便閉下焦不通其氣上逆者有胃絕而呃逆者大約產後每因胃虛氣寒而來用加味理中湯有熱者去丁香加竹茹如虛弱太甚飲食減少呃逆者胃絕也難治用白豆蔻仁丁香為末桃仁煎湯冲服數次有熱者忌服

產後欬嗽或因惡路上攻流入肺經而成欬嗽其症胸膈脹

悶。用二母湯治之。又或因產後氣壅、衛壅、皮毛不充、腠理不密，風、寒、襲之。先入於肺，亦成欬嗽。其症發熱惡寒、鼻塞、聲重，或多噴嚏，鼻流清涕。用旋覆花湯，姜棗引之，食後服。有汗者，去麻黃，加桂枝。如欬久不止，涕吐稠粘，用加味桔甘桔湯。

產後氣喘，因下血過多，營血暴竭，衛氣無主，獨聚肺中，故喘也。此名孤陽絕陰，最為難治。急照驗方編產後門三十八號治之。又有赤白發喘、欲死者，血入於肺也。用蘇木二兩，煎汁去渣，加党參一兩，研末，隨時加減調服。

註訣

産後口渴因去血甚多津液内耗胃氣暴虛頓生内熱故口
燥喉乾而渴也用人参麦冬湯先用淡竹叶粳米煎湯去
米叶加姜棗煎服又有薫痞悶者因氣太虛中氣未足食
麪太早脾胃不能消化麪毒聚於胃上薫胸中故也宜用
睍睆丸若其臓氣本虛宿有積冷胸腹脹痛嘔吐惡心飲
食減少亦因新産血氣暴虛風冷乘之以致寒邪内勝宿
疾益加用呉茱萸湯姜引治之

産後惡路不下痰有二治亦不同或因子宮素冷停滯不行
者其痰必小腹脹滿氣痛無時也黒神散主之或因脾胃

素弱、中、氣本、虛敗、血亦、少、氣乏、血阻、不能盡下、其症乍痛
乍止、痛亦不甚也、用八珍湯補二加元胡香附姜棗引治之、

產後血崩、因衝任已傷、氣血未復、或恣情慾勞動其胞脈、或
食辛熱之味、鼓動相火、或因惡路未盡、固澁太速、以致停
留、一旦復行、須要詳審、先用四物湯補一加芎歸黨參大劑服
之、扶其正氣、然後隨其所傷、加減調治、因於房勞者、本方
加黃芪炙艸阿膠艾叶、因於心熱者、本方加白朮茯苓甘
草黃連、因於固澁者、本方加香附桃仁、如崩久不止、只用
本方調石灰散服之、或用前調經门血崩各方、仍用本方

大劑服之。又有不至大崩。久而不止者。不可用。固澁之劑。使敗血凝聚。變為癥瘕。反為終身之害。用十全大補湯治之。如小腹刺痛者。四物湯加元胡蒲黃干姜主之。或因肝氣不和。而不止。用逍遙散。因脾虛不能統血者。用歸脾湯。若因瘀滯。而新血不得歸經者。必腹腹痛拒按。用佛手散。失笑散並治之。

産後尿脬破損。小便直流。用黃絲絹三尺。炭灰水煮爛。漂淨剪細。再用黃臘蠟五錢。白蜜一錢。茅根馬勃各一錢。濃煎空心服。服時不得開口。作声。否則不效。或用茯苓陳皮桃

刹對
刹

仁党參炙芪炙艸。再用猪尿脬一枚。洗淨煮湯。去脬。入藥

煎好。空心服。亦不得作声。多服乃效。血霊者加芎歸。

產

後瘕痞。此惡路不盡之害也。由產後惡路不來。或來而不

盡。或畏藥而強忍不言。或主人與醫堅執產補之說後壺

補之說。不可重漫用去血之藥。以致敗血停留。久而不散。結

成痞塊。依附子宮。妨礙月水。而成此症。用馬鞭草及劉寄

奴煎服。或為末服。或照血蠱法治之。

產

後狂言。如見鬼神。有敗血上攻心下。脹悶煩躁。昏亂狂言

妄語。如見鬼神者。澤蘭湯。失笑散。並主之。若血壺神不守

舍則心慌自汗睡臥不安言語失度如見鬼神用安神定志丸加人參芎歸治之歸脾湯亦可或因寒熱發狂者照上寒熱類治之

產後不語者由心腎不交氣血虛弱也七珍散歸脾湯並主之若虛火上炎則用六味地黃湯又有言語不清含糊蹇澁者因血去太多心血虛弱舌為心苗血不能上營於舌故語言不明也加味參麥散主之

產後心神驚悸者心血空虛也七福飲主之或秘旨安神丸

產後汗多變痙者陽氣大虛也十全大補湯主之

產後鼻血不止。因服辛热劑。而血妄行也。紅花散主之。或用
炒荊芥研末。童便調服。
產後風癱。名曰產癱。蓋由衝任血虛。心脾失養。故宗筋於放
弛不能束骨而利機關。令手足痿弱。疲忡目眩。若以降火
滋陰破氣破血為治。營衛愈傷。終廢身廢棄。初起之時用
加味四君子湯。
產後汗出不止。因去血過多。營衛失守。不能斂皮毛固腠理
而然也。宜急止之。用麻黃根湯斂三加浮麦牡蠣粉。如汗出而
眩暈者。名冐汗。虛極也。急用炙芪党参。或人参炙艸熟附

佰效　卜效

子煎服。此危症也。十救四五。如汗出而風邪乘之。忽然悶倒。口眼喎斜。手足彎曲。如角弓反張者。亦危症也。急用桂枝葛根白芍甘草炙芪歸身附子治之。或可救活。

産後身有冷痰數塊。因食黍粥過多所致。用八珍湯去地黄。加橘絡。入姜汁竹瀝各一鍾煎服十劑。

産後浮腫。新産之後。敗血未盡。乘虛流入經絡。與氣相雜凝滯不行。腐化為水。故四肢浮腫。乍寒乍熱。勿作水氣治之。用調經湯。加輕加滲利之劑。又有産後虛弱。腠理不密。外受風濕。面目虛浮。四肢亦腫。而無寒熱者。用加五皮飲。加防已、枳殼、猪苓、炙艸。若四肢浮腫而喘者，用茯苓丸。

產後霍亂，因血去氣損，脾胃亦虛，風冷易乘，飲食易傷，少失調理，即有此症。其症心腹絞痛，手足逆冷，吐瀉並作，用加味理中湯。或有瀉而不吐者，因外傷風寒，內傷飲食生冷，以致脾胃疼痛，泄瀉而不止，亦用前方。再如泄不止者，前方加肉桂、肉果。

產後痢疾，濕多成泄，暴注下迫，皆屬於熱。赤白痢者，濕熱所為也。俗云赤為熱，白為寒，非也。無積不成痢。蓋由產母平日不肯忌口，傷於飲食，停滯於中，以致中風虛損，不能調理宿積發動而為痢也亦有因子下之時多食雞蛋與雞致傷脾胃難於尅化停滯而為痢也其症必腹中脹痛裡急窘迫身熱口渴六脉數實用加味小承氣湯然不如用當歸芍藥湯加減治之為穩也如新產未有所傷其症與上郄同者宿食為病也用枳實湯加減治之如無新舊食積下痢赤白腹痛窘迫脉沉數者虛數痢也宜行氣和血為主用當歸芍藥湯治之如久痢不止者氣虛血少腸滑不禁也四君子湯加白芍烏梅瞿麥粟殼又有產後惡路不下以致敗血滲入大腸而利鮮血者腹中刺痛裡不急

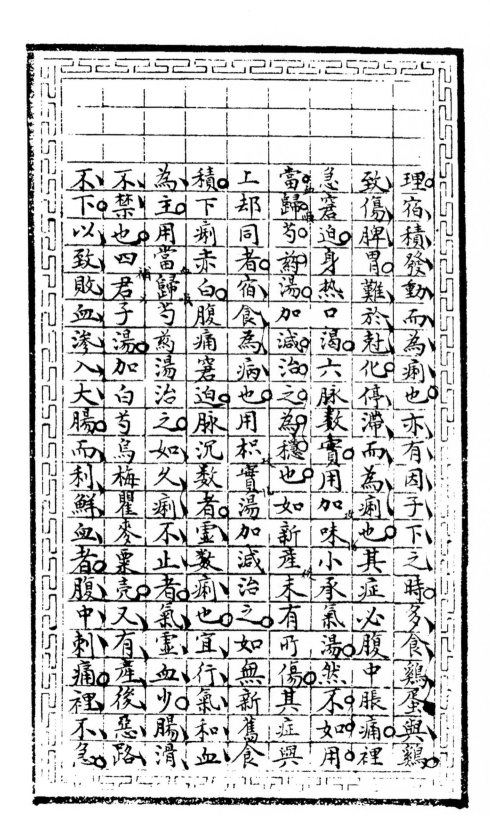

後不重也。用炒枳殼炒芥穗治之。又有上吐下痢者。先用丁香麝香吳萸研末。於放臍中。用布捆緊。即不嘔吐。次用歸芎枳殼檳榔甘草煎服。二劑。再用四君子湯調理。

產後大便不通。因氣虛不運。血虛不潤。而成虛閉也。不可悞用下劑。用潤燥湯治之。

產後小便多。及夜睡遺尿。由氣血虛脫而然也。用升陽調元湯。合調桑螵蛸散治之。

產後小便不通。或短少。因氣不能運化流通津液而然也。勿作淋閉治之。用加味四君子湯。又有惡路不來。敗血停滯。

小便不通其症小腹脹滿刺痛乍寒乍熱煩悶不安用加味五苓散治之

産後熱淋澁痛此陰虛生內熱症也蓋腎為至陰主行水道去血過多真陰虧損一水不足二火更甚故生內熱小便成淋而澁痛也用加味導赤散調益元散服

産後尿血小腹痛者敗血流入膀胱也小腹不痛者但尿時虛痛者熱也用小薊湯治之因敗血者加歸尾紅花無內熱者加黃芩麥冬

産後癱瘓因氣血經絡俱虛而成也最為險症宜大補扶助

根蕪活瘀生新為要。最忌汗。下。峻。劑。重者降癰活命飲。輕（方詳驗方編癰毒門）者照驗方編癰毒门外治各方治之。

產後乳少。由元氣虛弱。八珍湯主之。若為兒口吹氣。壅腫不通。不急治。即成乳癰。速服瓜蔞乳香散。敷香附餅。亦有怒鬱而乳腫者。於瓜蔞乳香散內。加柴胡赤芍甘草橘叶。

乳卸者。乳頭拖下一二尺。此肝經風熱發泄。用小柴胡湯加羌活防風主之。

凡陰戶諸症。一切雜治。茲不俱載。即照驗方編婦人科各症施治為要。

乳腫論

乳房屬陽明○乳頭屬厥陰○乳母或因忿怒鬱悶○厚味釀積致厥陰之氣不行○故竅不得出○陽明之血馳騰沸○致熱甚化膿○或因其子有滯痰膈熱○含乳而睡○嘘氣致生結核者○初起必須忍痛揉軟○吮令汁透○自可消散○治法俱宜以青皮疏肝滯為主○再加石膏清胃熱○瓜蔞消腫○甘草節解毒○餘如没藥橘叶金銀花蒲公英皂角刺當歸○皆酌可用○少佐以酒○否則延久凹陷○成乳岩乳癰等症○不可治矣○

衝任脉論

衝為血海○任主胞胎○任脉通○衝脉盛○則月事以時下○無崩漏之患○

小兒部

凡小兒三歲以前無脉可憑但察其脉之强弱緩急而已更審其食指寅卯辰三関男左女右第一節為寅関次節為卯関上節為辰関凡兒有病必有脉紋外現如紋現寅関易治連卯関者難治連辰関者更難治若一条紋從寅関直透出辰関者必死其症紋青色為風紫為熱青紫為傷食而痰氣逆木乘脾症也青黑為脾氣抑鬱風痰食熱固結中焦急宜攻下庶有生機淡紅為虛寒紅而鮮明者寒而血滞也深紅為熱黄色為正合之唇舌面色亦可得其大概矣三歲後六七至為平脉四五至為寒九十至為困脉

卜

弦急為氣不和。沉緩為傷食。促結為虛驚。浮為風。沉細為寒。脉乱
者不治。
夏禹鑄審小兒顏色苗竅法
內有五臟。心肝脾肺腎也。五臟不可望。惟望五臟之苗與竅耳。
舌乃心之苗。紅紫心熱也。腫黑心火極也。淡白虛寒也。鼻準與
牙牀乃脾之竅。鼻紅燥脾熱也。慘黃脾敗也。牙牀紅腫熱也。破爛
胃火也。唇乃脾之竅。紅紫熱也。淡白虛也。黑者脾將絕也。口右
扯。肝風也。左扯。脾之痰也。鼻孔肺之竅。乾燥熱也。流清涕寒也。
耳與齒乃腎之竅。耳鳴氣不和也。耳流流膿。腎熱也。齒如黃豆。腎

氣絕也。

目乃肝之竅。直視而睛轉者。風也。直視而睛不轉者。肝氣將絕也。以目分言之。又屬五臟之竅。黑珠屬肝。純見黃色。凶證也。白珠屬肺。色青。肝風傷肺也。淡黃色。脾有積滯也。老黃色。肺受濕也。瞳神屬腎。無光彩。又兼髮黃。腎虛也。目外角屬大腸。破爛。肺有風也。目內角屬小腸。破爛。心熱也。

目上胞屬脾。腫則脾傷也。下胞屬胃。青色。胃有風也。睡而露睛者。脾有熱也。

小便短黃澁痛。心熱也。清長而利。心虛也。

唇紅而吐。胃熱也。唇慘白而吐。胃虛也。唇色平常而吐。胃傷也。大腸閉結。肺有火也。肺無熱而閉。血枯也。脫肛。肺虛也。

口苦。胆火也。

聞声作驚。肝虛也。

又面有

比

五色。面紅。病在心。有熱。面青。病在肝。有腹痛。面黃。病在脾。脾傷。面白。病在肺。中寒。面黑。病在腎。黑而無潤色。腎氣敗也。望其色若異於平日。而苗竅之色。與面色不同(相)符。則臟腑虛實。無有不驗者矣。

內熱與外熱辨

外熱者。身終日發熱。或拘束肢冷。有清涕咳嗽頭痛鼻塞之象。脈浮而數。或渴或不渴。此外解之症也。不可用涼藥。宜荊防(表)散表之。得汗自愈。內熱者。如夜熱潮熱。晝輕夜重。病最纏(綿)。或口渴。或腹腫。或盜汗。其症有因傷食停痞。伏燥伏火。陰虛陽虛等。宜分別而治。

此內解之症也。不可用表藥。治法詳列於右。

傷食者。（攻）保和丸。加地骨皮消之。

停痞者。（攻）和中丸。加鱉甲牡蠣消之。

伏燥者。（潤）貝母瓜蔞散潤之。

伏火者。（火）黃芩芍藥湯。加山梔丹丹皮清之。

陰虛者。（補）蒿皮四物湯退之。

陽虛者。（補）四君子湯養之。

痰

火之症。即俗所謂急驚風也。小兒或感風寒。或傷乳食。皆能生

痰。痰積則化火。或受暑热。亦生火。火失於清解。則火升而痰亦升。痰

火上壅閉其肺竅則諸竅皆閉其症目直氣喘昏悶不醒且大甚則肝燥筋急為搐搦掣顫反引竄視而八候生也總因痰火鬱結肝風內動而成但以利竅清熱降痰為法輕者利火降痰湯重者清膈煎加石菖蒲竹茹或抱龍丸醒後清熱養血湯調理

木侮土症即俗所謂慢驚風也小兒受熱受寒或傷乳食皆能作吐作瀉或吐瀉交作久則脾土虛弱肝木乘之其瀉漸見青色面部痿白帶青手足微搐無力神氣慵慵不振而慢脾成矣初起即宜異功散吐則加藿香炮姜若病已數日囊見青色即加木香或肉桂若手足皆冷脈息微細長舌痿白此將脫之症急用附子理

中湯以溫中回陽尚有可救

大驚猝恐真驚也小兒氣血未充心神怯弱一遇驚嚇則神魂震怖舉動失常夜則跳醒晝則驚惕七福飲秘旨安神丸安神定志湯皆可用之心有蘊熱而驚悸者七味安神丸主之神定後氣虛者四君子湯主之血虛者六味地黃湯主之若妄投以硃砂鎮驚丸子耗其心血則愈發愈盛肝風乘虛而亢慎之

小兒吐瀉之症最多或專吐或專瀉或吐瀉交作其因傷食而吐瀉者腹必硬所吐所瀉必有酸臭氣保和丸消之因伏暑而致者小水必不利必熏煩渴吐則香薷飲主之瀉則四苓散加益元散

或導赤散加川連清之因受寒而致者唇舌面色必㿠白口不渴四肢冷此症易成慢脾始則平胃散二陳湯並主之再加煨姜以温之繼則六君子湯以補之若虛寒甚則用附子理中湯因伏火而致者身必熱唇舌必赤清中飲導之火退後再用四君子湯以調理火吐則乳飲不得入一入即出寒吐則乳飲受而後出此其辨也

食積痞積虫積痰積水積辨

諸積皆屬於脾脾旺則何物不化至於成積脾力之弱可知矣夫欲消困脾之積必更傷受困之脾治積者時時顧念脾土可也有

食積者。腹必硬。鬱脹拒按。吞酸噯腐。不思飲食。保和丸。大和中飲等消之。脾虛者。六君子湯參用。痞積者。或瘧後痰結。或血裹肝氣。伏於脇下。時痛時止。和中丸消之。外貼消痞膏。氣虛者。六君子湯參用。虫積者。濕熱所化也。虫有九。而血鼈最狠。蛔虫最剽。寸白虫上能蝕肺。椰叶虫下能食肛。凡患虫痞。則唇內必起白點。若虫長一尺。貫胃必危。冲心則死。其人日漸消瘦。虫則吸血自肥。以化虫丸下之。腹痛則脹花椒湯。虫聞椒則伏也。下後當以異功散補之。痰積者。飲食所積。脾不能化。則釀而為痰。其痞初起。兩脉皆弦。腹漸脹大而軟。用六君子湯。加川朴麦芽萊菔子以消之。若遷延日

五疳症论

五疳便閉溺渇腹虫皆由脾胃虛弱鼓氣停食濕熱蒸腐塞而成脾胃健則積滯清濕熱散水道利而疳症悉除矣　凡殺虫之藥多是苦辛獨使君子榧子甘而……虫每月上旬虫頭向上中旬虫頭橫下旬虫頭向下凡有虫病者每月上旬空心服之虫即死矣

久則痰積愈多一旦上湧發為厥逆則吐之不能下之不得無藥可治矣水積者即水腫之症即照水腫門治之

疳癆症

疳者乾也久熱傷陰津乾涸之症俗名童子癆其症皆由飲食不節積滯化火漸或生痞生虫致成骨蒸內熱銷灼其陰其症腹大青筋髮直毛焦肌膚枯燥唇舌紅赤而疳症成矣必乘其陰血未槁之時清其火消其積育其陰調其脾胃尚克有濟初治宜清熱道滯湯有虫者唇內必起白點以化虫丸間服若陰分既虧則用理陰和中煎胃口不開則並用異功散此症腹軟者雖虧可治

為其能受補也。腹硬者難治。為其不可消也。

解顱龜胸龜背

解顱者，腦蓋未滿，頭顱不合，中陷而四角起，如古錢之形。此先天不足所致。暑月服六味地黃丸，冬春服補天大造丸。後氣漸血漸充，則自合矣。龜胸者，肺熱作脹，胸骨高起，須白虎湯加瀉白散以涼肺氣。若喘急者難治。龜背者，背骨高突如龜。此先天不足，督脉為病。補天大造丸加金毛脊治之。

欬嗽

小兒欬嗽，半由於風寒。初起以杏蘇煎散之。痰壅者，加半夏、生姜。

痰濃者。加川貝花粉蔞仁之類。肺有火邪。則用瀉白散。若秋冬燥令。肺受火刑。則欬而無痰。甚者欬血。宜以貝母瓜蔞散。潤其肺。清肅之氣下行。則欬自止。

盜汗自汗辨

盜汗爲陰虛。自汗爲陽虛。然亦有稟質如此。終歲習以爲常。此不必治也。若平日並無此症。又非夏秋暑月。而無端盜汗者。用四物湯。加龍骨牡蠣浮麥五味之屬。以養其陰。無端自汗者。用四君子湯。加五味牡蠣以養其陽。或加玉屏風散亦可。

傷暑

小兒性秉純陽，不受火迫，一染邪暑，熱熖沸張，其症肌熱煩躁，口渴唇紅，溺澁，用香薷飲調益元散治之。且暑中有湿，湿易傷脾，故每起瀉利，甚者兼吐，治詳吐瀉门。若受暑風，則清涕頭痛，用香薷飲加秦艽、荊芥主之。若熱動肝風而發搐厥，宜用清熱湯并利其暑，熱而風自息。昏悶者，通関散啟其嚏，切勿浸用治驚化痰之藥，戕其正氣，變生他症。

初生遍身發黃，胎中湿熱也，名曰胎黃，用生地、花粉、茵陳治之。

初生遍身紅赤，胎中熱毒也，名曰胎赤，用生地、花粉、甘草、連翹治之。

遍身脫皮因生時觸風滿身皮屑落下一層又一層名曰脫殼若作丹毒治之誤矣用木通藿香黃芩麥冬加燈草煎服

舌根壅腫疊出短小如舌者重舌也用黃柏和竹瀝浸一夜取汁點之

舌尖腫大塞滿口中直硬如木者木舌也照驗方編木舌治之

舌忽脹大腫硬即時氣絕者嫪舌也照驗方編小兒部三十五號各方治之

舌常捲兩邊口角者蛇舌也輕則用明雄末點之或燈心泡服重則用川連煎服

兒吐舌者。心、肝、有熱、也。用川連煎、服。

小兒軟頸乃肝腎虛而風襲入也。用生附子生南星為末。姜汁調攤貼天柱骨上。

兒不食乳。心熱也。用川連煎服。亦有感寒傷乳而不食者。兒必煩躁啼哭。如有腹痛象。用木香查炭治之。若臍旁青色。及口撮緊者。臍風症也。照後（聚方附）臍風治之。

小兒驟然腹痛。其症腹痛有挾熱而痛者。其痛多緩。或一日只痛數次。痛過一陣。則有時不痛。良久又痛。宜用枳連（珠上）導滯湯。有感寒挾食而痛者。其痛多急。連綿少有停止。甚者或如刀

附　以

割欲吐不吐瀉不瀉手足冷面色青宜用升消平胃散又有虫痛者時發時止痛在一處而不移者或有硬塊起者或聞煎炒食物香氣則痛痛時口吐清水或口渴者皆虫痛也宜用苦楝皮使君子等藥以殺其虫

肚

臍腫突出而光腫如吹捻動微響赤腫可畏由斷臍在前洗浴在後或束縛不緊風湿入內所致用牡蠣大黃朴硝為末多用田螺浸水調敷臍上其水從小便而消如啼哭不止用台烏藥煎水煎服之

臍內膿血不乾用龍骨輕粉黃連枯礬射香為末乾摻臍中

摘録筆花醫鏡各部變症要語

心部　君主之官手少陰脉屬臟

心體屬火，位南方，色現赤，胸下歧骨陷處，其部位也。凡額上手足

心皆其所轄，得血以養，以養之，方能運慧思、用才智。

心無表症，皆屬於裏。

心之虛，血不足也。脉左寸必弱，其症為驚悸，為不得卧，為健忘，

為虛痛，為怔忡，為遺精。

驚悸者，惕惕然恐，神失守也。七福飲（補上）、秘旨（補味）安神丸主之。

不得卧者，思慮太過，神不安也。歸脾湯（五廿）、安神（補廿）定志丸主之。

健忘者。心腎不交、神明不充也。歸脾湯十補丸主之。

虛痛者。似嘈似飢似手搽心喜得手按。洋參麥冬湯主之。

怔忡者。氣自下逆心悸不安。歸脾湯主之。

遺精者。或有夢或無夢。心腎不固也。清心丸十補丸主之。

心之實。邪入之也。心不受邪、其受者胞絡耳。脈左寸必弦而大。

其症為氣滯為血痛為停飲為痰迷為暑閉為虫嚙。

氣滯者。或食脹。或怒冲煩悶而痛。沉香降氣散主之。

血痛者。血凝於中。痛有定處。轉側若刀針。手拈散主之。

停飲者。乾嘔吐涎。痛作水聲。小半夏加茯苓湯主之。如有飲囊。則加蒼朮。名倒倉法。

痰迷者。頑痰壅閉。不省人事。清膈煎灌之。

暑閉者。汗喘昏悶。先以消暑丸灌之。再用香薷飲。加益元散。

虫嚙者。飢時作痛。面白唇紅。化虫丸主之。

心之寒。脉左寸必遲。其症為暴痛。

暴痛者。肢冷氣緜緜不休。薑附湯。加肉桂主之。

心之熱。大迫之也。脉左寸必數。舌必赤。其症為目痛。為重舌。木

舌。為煩躁。為不得卧。為癲狂。為譫語。為赤濁。為尿血。

目痛者。赤腫羞明。導赤散。加連翹菊花蟬蛻主之。

重舌木舌者。瀉心丸主之。

煩躁者。瀉心丸加竹捲心主之。

不得臥者。暑熱乘心也。道赤加散。加益元散主之。

癲狂者。棄衣罵詈。生鐵落飲主之。

譫語者。邪熱攻心也。瀉心丸主之。

赤濁者。萆薢分清飲。加燈心丹參主之。

尿血者。阿膠散主之。

肝部 将軍之官 足厥陰脉屬臟

肝與胆相附。東方木也。其性剛。賴血以養。自兩脇以下。及少腹陰囊之地。皆其部位。最易動氣。作痛。其風又能上至巔頂。而痛於頭。色屬青。常現於左顴目皆。於婦人為尤甚。

肝無表症。皆屬於裏。

肝之虛。腎水不能涵木。而血少也。脉左關必弱。或空大。其症為脇痛。為頭眩。為目乾。為眉稜骨痛。眼眶痛。為心悸。為口渴。為燥煩躁發熱。

脇痛者。血不營筋也。四物湯主之。補

頭眩者。血虛風動也。逍遙散主之。

目乾者。水不養木也。六味地黃湯主之。

眉稜骨眼眶痛者。肝血虛見光則痛。逍遙散主之。

心悸者。血少而虛火熾也。七福飲主之。

口渴者。血虛液燥也。甘露飲主之。

煩躁發熱者。虛火亢也。六味地黃湯主之。

肝之實。氣與內風充之也。脉左關必弦而洪。其症為左脇痛。為頭痛。為腹痛。為小腹痛。為積聚。為疝氣。為咳嗽。為泄瀉。為嘔吐。為呃逆。

左脇痛肝氣不和也柴胡疏肝散瓜蔞散並主之

頭痛者風熱也清空膏主之或柴胡疏肝散

腹痛者肝木乘脾也芍藥甘艸湯主之

小腹痛者癥瘕之氣聚也奔豚丸主之有熱者去附桂

積聚者肝積在左脇下名曰肥氣和中丸加柴胡鼈甲青皮莪蒁主之

疝氣者氣結聚於下也橘核丸主之寒則加吳萸肉桂

欬嗽者木火刑金也止嗽散加柴胡枳殼赤芍主之

泄瀉者木旺尅土也四君子湯加柴胡木香主之

嘔吐者木火凌胃也二陳湯加炒黃連主之

呃逆者氣鬱火衝也橘皮竹茹湯主之

肝寒

肝寒之症脉左關必沉遲其症為小腹痛為疝瘕為囊縮為寒熱往來

小腹痛者寒結下焦也煖肝煎奔豬豚丸主之

疝瘕者寒氣結聚也橘核丸加吳茰肉桂主之

囊縮者寒主斂故縮也奔豚丸四逆湯主之

寒熱往來者欲化瘧也小柴胡湯主之

肝

肝熱之症脉左關必弦數其症為眩暈為目赤腫痛為口苦

為消渴○為頭痛○為腸痛○為瘰癧○為聹耳○為筋痿拘攣○為氣上衝心○為偏墜○為舌捲囊縮○為小便不禁○

眩暈者○風熱上升也○逍遙散主之○

目赤腫痛者○風熱入目也○蟬花無比散主之○

口苦者○胆味苦○肝熱胆亦熱也○小柴胡湯主之○

消渴者○風燥其液也○一柴胡飲主之○

頭痛者○火上衝也○柴芩煎主之○

腸痛者○肝火鬱也○柴胡疏肝散加瓜蔞霜主之○左金丸亦可○

瘰癧者○血燥筋急而生也○消瘰丸主之○兼服逍遙散○

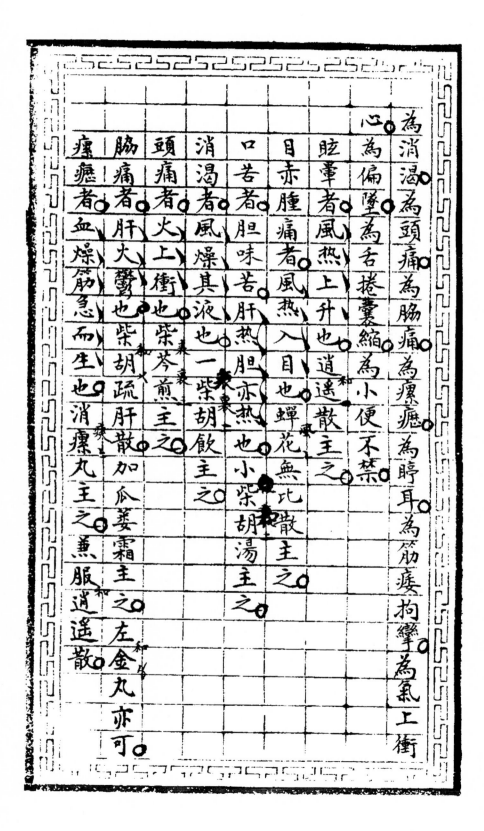

聤耳者。風熱相搏。津液凝聚。而癢痛也。逍遥散。去白朮。加荷
葉木耳貝母香附菖蒲主之。
筋痿拘攣者。血氣熱也。五痿湯加黃芩丹皮牛膝主之。
氣上衝心者。火逆也。柴芩煎主之。甚則小承氣湯主之。
偏墜者。熱而睾丸舒縱也。柴胡疏肝散主之。
舌捲囊縮者。邪入厥陰。血涸也。大承氣湯主之。
小便不禁者。肝氣熱。陰挺失職也。逍遥散主之。

脾部倉廩之官足太陰脉屬藏

脾屬土。中央黃色。後天之本也。下受命門之火。以蒸化穀食。上輸穀食之液。以灌溉臟腑。故人生存活之原。獨脾土之功為最大。然其性喜燥而惡濕。一受濕漬。則土力衰。而肝木即乘而侮之。位中焦。眼胞鼻準。及四肢皆其分野。與胃相表裏。故其藥畧同。

脾無表症。皆屬於裏。

脾虛者。右關脉必細軟。其症為嘔吐。為泄瀉。為久痢。為腹痛。為肢軟。為面黃。為發腫。為肌瘦。為鼓脹。為惡寒。為自汗。為喘。為積滯不消。為飲食化痰。為脫肛。為腸血。

嘔吐者。中空也。六君子湯加煨姜主之。

泄瀉者。土不勝湿也。五味異功散加木香主之。

久痢者。氣虛下陷也。補中益氣湯主之。

腹痛者。肝木乘脾也。芍藥甘艸湯加木香主之。

肢軟者。脾屬四肢也。五味異功散主之。

面黃者。本色虛現也。六君子湯主之。

發腫者。皮不亮。手按成窟。補中益氣湯去升柴主之。

肌瘦者。脾主肌肉也。十全大補湯主之。

鼓脹者。中空無物。氣虛也。六君子湯主之。

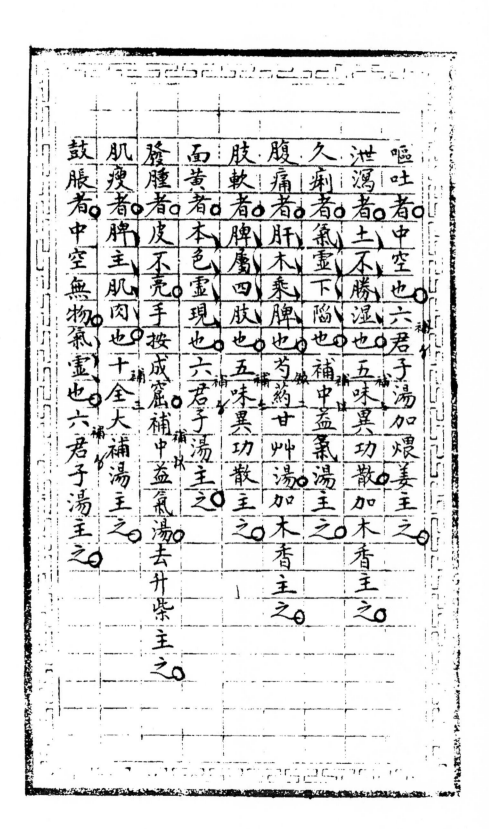

惡寒者。陽氣不達於表也。附子理中湯主之。

自汗者。脾主肌肉。表虛不攝也。五味異功散加黃芪五味主之。

喘者。土不生金也。五味異功散加北五味牛膝主之。

積滯不消者。化穀無力也。六君子湯加穀芽砂仁肉桂主之。

飲食化痰者。土不勝濕也。六君子湯主之。

脫肛者。氣虛下陷也。補中益氣湯主之。

腸血者。脾不統血也。歸芍六君子湯主之。

脾

實者。右關必洪實。其症為氣積。為血積。為食積。為痞積。為虫

積為痰飲為鼓脹為腹痛為不能食

氣積者氣鬱發悶也沉香降氣丸主之

血積者蓄血作痛如刺有定處也澤蘭湯主之

食積者堅滯脹滿也大和中飲主之

痞積者血滯成痞癥瘕痃癖可按也太無神功散和中丸主之

虫積者濕熱所化也唇內有白點化虫丸主之

痰飲者或停心下伏兩脇有聲欬則痛小半夏加茯苓湯主之

鼓脹者。中實有物。非虫即血也。和中丸主之。
腹痛者。中有滯也。香砂二陳湯和查炭川朴主之。
不能食者。食未消也。保和丸主之。
脾寒之症。右關必遲。沉唇舌必白。其症為嘔吐。為泄瀉。白為白
痢。為腹痛。為身痛。為黃胆。為湿腫。為肢冷。為厥脫。
嘔吐者。食不消而反胃也。平胃散主之。
泄瀉者。土失職也。六君子湯加炮姜主之。
白痢者。積寒傷氣也。六君子湯加木香主之。
腹痛者。綿綿不減。香砂理中湯主之。如挾食拒按。木香丸主之。

身痛者拘急為風重墜為濕風用香蘇散濕用蒼白二陳湯

黃疸者土為濕制有陰寒之象薰黃色黯茵陳五苓散主之

濕腫者不煩渴喜熱五苓散主之

肢冷者陽氣不營於四末也附子理中湯主之

厥脫者氣衰火息也附子理中湯加大劑人參主之

脾熱之症右關必數舌苔薄而黃唇赤其症為熱吐為流涎為

洞泄為瀉溏為赤痢為腹痛為目胞腫痛為酒疸為脏暈為陽

黃疸

熱吐者食不得食也橘皮竹茹湯加姜汁炒黃連主之

流涎者。脾中出沫。脾熱蒸濕也。黃芩芍藥湯主之。

洞泄者。暑濕勝土。一泄如注也。四苓散加益元散主之。

瀉渤者。暑濕相搏。利如蟹渤。將變痢也。黃芩芍藥湯主之。

赤痢者。暑熱傷血也。治痢奇方主之。或葛根治痢散。噤口則用開噤散。

腹痛者。乍作乍止。芍藥甘草湯加連黃連主之。

目胞腫痛者。火上升也。柴芩煎主之。

酒疸者。酒濕積而為疸也。加味枳朮湯加茵陳葛根主之。

眩暈者。酒濕生熱上蒸也。葛花清脾湯主之。

陽黄疸者。黄如橘皮有光。目色溺色皆黄。梔子蘗皮湯主之。

如便閉。用茵陳大黄湯。

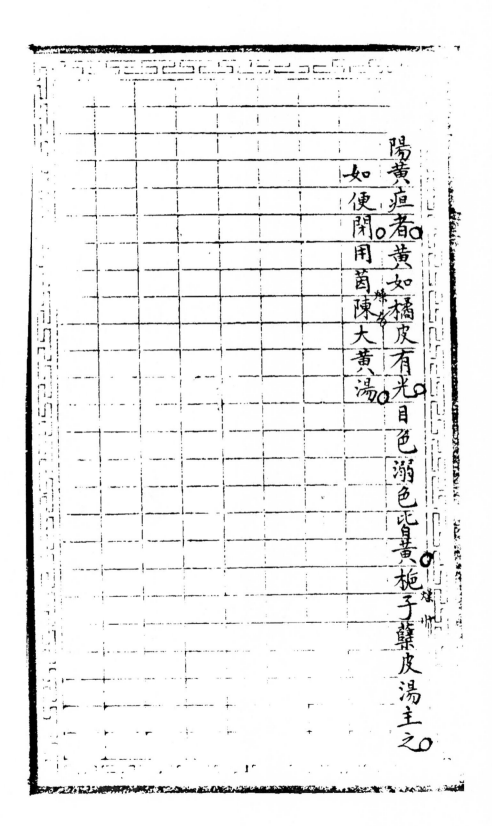

肺部 相傳之官手太陰脉屬臟

肺主氣。屬西方而色白。其形如華蓋。為諸陽之首。凡聲之出入。氣之呼吸。自肺司之。其性嬌嫩。故與火為仇。其体屬金。而畏燥。故遇寒亦欬。凡目白及右頰鼻孔。皆其分野。然肺氣之衰旺。関乎寿命之短長。全恃腎水充足。不使虛火爍金。則長保清淨●安逸之体。而寿臻永固。

肺有裏症。亦有表症。肺主皮毛故也。邪在表。右寸脉必浮。其症為發熱。為噴嚏鼻塞。為欬為嗽。為畏風。為胸滿痛。為喉痰。為鼻燥。為傷暑風。為中時疫。

發熱者。腠理閉也。香蘇散主之。

噴嚏鼻塞者。肺竅受邪也。二陳湯加蘇葉生姜主之。

咳者無痰而有聲。氣為邪遏也。桔梗前胡湯主之。

嗽者有痰而有聲。液已化痰也。止嗽散主之。

喘者。風寒閉塞也。加味甘桔湯主之。

畏風者。邪在皮毛也。香蘇散主之。

胸滿痛者。氣鬱而脹也。加味甘桔湯主之。

喉疼者。邪化火而內焰也。加味甘桔湯主之。

鼻燥者。邪化火而液乾也。貝母瓜蔞散主之。

傷暑風者。惡寒頭痛而煩渴。香薷飲加荆芥秦艽主之。

、中時疫者。初頭痛發熱。漸嘔噁。胸滿。或脹滿悶譫狂。唇焦口渴。先用香蘇散。次用神朮散。又治疫清涼散。便閉加大黄。

肺虚之症。右寸脉必細。其症為自汗。為欬嗽。為氣急。為咯血。為肺痿為虚勞。

自汗者。氣虚表不固也。八珍湯加黄芪北五味麥冬主之。

咳嗽者。肺虚不安也。五味異功散主之。

氣急者。金不生水而虚火上炎也。知柏八味丸主之。

咯血者。陰虚動火也。初用四生丸。兼用生地黄湯。

肺痿者。火刑金而葉焦也。五痿湯加天冬百合主之。或紫苑散。人參燕窩百合湯亦可。

虛勞者。吐血而成。月華丸歸脾湯六味地黃湯並主之。

肺實之症。脉右寸必有力。其症為氣閉為痰閉為暑閉為水閉。

痰喘。為風閉為火閉為咽痛為右脇痛為肺癰。

氣閉者。氣壅塞其絡而滿悶也。加味甘桔湯主之。

痰閉者。頑痰壅塞也。清膈煎主之。

暑閉者。暑邪中肺而煩渴也。消暑丸加香薷木通主之。

水閉發喘者。胃經蓄水作腫而浸肺也。五皮飲主之。

風閉者。風鬱於肺而哮嗽也。麻黃湯主之。

火閉者。火鬱於肺而喘脹也。白虎湯加桑白皮葶藶主之。

咽痛者。諸閉皆屬於火也。加味甘桔湯主之。

右脇痛者。肝移邪於肺也。推氣散主之。

肺癰者。隱隱而痛。吐痰腥臭也。桔梗湯主之。

肺寒之症。外感居多。脉右寸必遲。其症為清涕。為欬嗽。為惡寒。為面色㿠白。

清涕者。寒搏其液也。二陳湯加蘇梗主之。

欬嗽者。金畏寒也。止嗽散主之。

惡寒者○陰忌其類也○香蘇散主之○

面色痿白者○寒傷正氣也○六君子湯主之○

肺欬

熱之症○脉右寸必數其症為目赤○為鼻衄為咽痛○為吐血○為

嗽濃痰○為酒積○為竈胸○為小便不利○為便血○

目赤者○火尅金也○瀉白散加黃芩菊花連翹主之○

鼻衄者○血熱妄行也○葛根湯主之○

咽痛者○火逼咽道也○加味甘桔湯主之○

吐血者○火動其血也○四生散○犀角地黃湯主之○

欬嗽濃痰者○火刑金而灼肺液也○黃芩知母湯主之○

酒積者。鼻赤鼻瘡。湿熱内蒸也。黄芩清肺飲加葛花主之。
龜胸者。肺熱而脹也。白虎湯主之。
小便不利者。火爍金而化源窒也。黄芩清肺飲加豆豉主之。
便血者。肺與大腸相表裏。火逼血行也。芍藥甘草湯加黄芩丹皮生地主之。

腎部 作强之官足少陰脉屬臟

腎者天一之水。先天之本也。位北方故黑。其体常虛。處腰左右。介其中者。有命門火蒸化穀食。名曰真陽。腎水充足。自多誕育。享大壽。凡夙夜宣勞。耄而不倦者。皆腎氣之固也。好色之流。先竭腎水。喪其本矣。瞳神下頦兩腰。皆其部位。望氣者覘之。

腎無表症。皆屬於裏。

腎主虛。脉左右尺常細軟。其症為頭痛。為耳鳴。為耳聾。為盜汗。為夜熱。為健忘。為欬嗽。為喘。為吐血。為腰痛。為腿痠足軟。為目視無光。為大便結。為小便不禁。為戴陽。為久痢久瘧。

頭痛者。血不能充髓海也。六味地黃丸主之。

耳鳴者。血虛火旺也。六味地黃丸加牛膝知母主之。

耳聾者。虛閉也。六味地黃丸加枸杞人參石菖蒲遠志主之。

盜汗者。虛熱也。生地黃煎。八珍湯加黃芪五味並主之。

夜熱者。虛火也。四物湯加丹皮地骨皮青蒿主之。

健忘者。心腎不交也。歸脾湯。十補丸主之。

咳嗽者。虛火爍金也。六味地黃丸加白蜜胡桃主之。

喘者。水虧火炎也。知柏八味丸主之。

吐血者。血虛血熱也。生地黃湯主之。

腰痛者。水不足也。六味地黃丸加杜仲川斷主之。

腿痠足軟者。血不營筋也。十全大補湯主之。

目視無光者。水不足也。六味地黃丸主之。

大便結者。血虛液枯也。六味地黃丸加白蜜胡桃主之。

小便不禁者。腎氣不約也。十補湯主之。

戴陽者。陰大上亢。陰燥似陽燥也。金匱腎氣丸主之。

久痢久瘧者。脾腎皆虛也。王母桃主之。

腎無實症。

腎之寒。腎之虛也。脉左右尺必遲沉。其症為命火衰。為不欲食。

為鷄鳴泄瀉為天柱骨倒為倦卧厥冷為奔豚
命火衰者虛象百出左歸飲右歸飲主之
不欲飲食者火力微也八味地黄丸主之
鷄鳴泄瀉者腎虛也加味七神丸主之
天柱骨倒者督脉空也右歸飲主之
倦卧厥冷者火衰也右歸飲理中湯並主之
奔豚者腎上衝也奔豚丸主之
腎之熱水將涸也傷寒门有之而雜症罕見脉左右尺必沉數
或浮而空舌黑無液其症為口燥咽乾為目不明為小便不利

為小便濁○為小便出血○為大便閉○

口燥咽乾者○水涸也○大承氣湯（攻）主之

目不明者○目無血養也○知柏八味丸（補）主之○

小便不利者○水少也○滋腎丸（補）主之○

小便濁者○濕熱結於下焦也○萆薢分清飲主之○

小便出血者○腎水熱也○生地黃湯（補）主之○

大便閉者○液涸也○大承氣湯（攻）主之○

胃部 倉廩之官足陽明脉屬腑

胃屬中土。司受化穀食。經云。得穀者昌。失穀則亡。其能受與否。生死係焉。其性與脾同。而畏木侮。舌之中。及牙牀。并環唇口而交人中。皆其分野。色現黃。

胃為陽明。有經有腑。故有表症。右關脉必浮。傷寒邪入陽明經。其症為目痛鼻乾唇焦。嗽水不欲咽。若他表症。為面浮腫而痛。為癍疹。

目痛鼻乾唇焦者。邪熱作火也。葛根湯（表）主之。

面浮腫而痛者。風也。葛根湯（表）主之。

瘢疹者。邪熱所化也。葛根湯加牛蒡主之。

胃之虛。其唇必白。脉右關必軟弱。其症為吐。為噎膈。為不能食。

為胃脘痛。為停滯。為濕腫。為痰。為嘈雜。

吐者。土虛木侮也。香砂六君子湯加柴胡主之。

噎膈者。胃脘乾槁也。上脘槁。能飲水而食難進。下脘槁。食可入而久復出。啟膈散主之。佐以四君子湯。有鬱則逍遙散。

不能食者。胃氣虛而難受也。六君子湯主之。

胃脘痛者。心悸怔忡。喜按。歸脾湯或四君子加柴胡木香。

停滯者。土虛不化也。枳朮丸主之。

湿腫者土不勝湿也香砂六君子湯主之

痰者土衰湿化也六君子湯主之

嘈雜者躁擾不安得食暫已氣促食少中虛挾痰也五味異功散主之

胃之實脉右關必洪按胸則痛其症為結胸為痞氣為食積為痰飲為水腫為胸脹悶為胸脹痛為胸痛嘔膿為不得臥為便閉譫語發狂

結胸者傷寒下早邪熱結聚也大小陷胸湯主之

痞氣者脾之積在胃脘腹大如盤和中丸加川朴主之

食積者。脹痛拒按也。保和丸主之。

痰飲者。欬則痛。轉側有聲。小半夏加茯苓湯主之。外臺茯苓飲尤效。

水腫者。先腫後喘。或腫而不喘。胃經蓄水也。五皮飲主之。甚則金匱腎氣丸。

胸脹悶者。積滯也。保和丸主之。

胸脹痛者。蓄血也。澤蘭湯主之。

胸痛嘔膿者。胃脘癰也。不必治而自愈。

不得臥者。胃不和則臥不安也。二陳湯加砂仁主之。

便闭譫語發狂者。胃有燥火也。大承氣湯主之。

胃之寒。唇舌必白。脉右関必沉遅。其症為胃脘痛。為嘔吐。為霍乱。為吞酸噯腐。

胃脘痛者。肢冷氣冷。緜緜不休。薑附湯加肉桂主之。如吐蛔加川椒烏梅川連焦朮川楝。

嘔吐者。食入復出也。平胃散。加煨姜砂仁主之。

霍乱者。寒湿傷胃也。和胃飲主之。

吞酸噯腐者。寒不消食也。香砂二陳湯主之。

胃之熱。唇舌紅口臭。脉右関必洪数。其症為三消。為嘈雜。為吐血。為齒痛。為黃胖面腫。為自汗。為舌黑燥渴。為瘢疹。為便閉。為呃逆。為頭痛。

三消者。燥熱結聚也。口渴消水為上消。二冬湯（潤）主之。消穀易飢為中消。生地八物湯（大使）主之。口渴小便如膏為下消。六味（補）地黃湯加生脉散（補斂）主之。

嘈雜者。煩擾不安。口燥唇焦。痰火為患也。二陳湯（燥二）加山梔川連主之。

吐血者。胃火迫血妄行也。白虎湯（火）主之。

齒痛者。陽明有餘。少陰不足也。玉女煎（補收）主之。

黄胖面腫者。湿热也。和中丸主之。
自汗者。热而蒸溽也。抽薪飲主之。
舌黑燥渴者。胃火熾甚也。白虎湯主之。
發癍疹者。火鬱而化也。初用葛根湯。加牛蒡以散之。次用犀角大青湯。加石膏。或三黄解毒湯。甚則白虎湯。調胃承氣湯並主之。
呃逆不止者。胃火上衝也。安胃飲主之。
頭痛者。頭筋扛起。胃火上冲也。加味升麻湯主之。

膀胱部

州都之官足太陽脉屬腑

膀胱者。州都之官。津液藏也。氣化則能出矣。然腎氣足則化。腎氣不足則不化。入氣不化。則水歸大腸。而為泄瀉。出氣不化。則閉塞下焦。而為癃腫。小便不利。膀胱主之。實腎氣主之也。傷寒傳經之邪。每自膀胱入。一見太陽頭痛等症。即宜發散。不使邪氣入為諸經害。則膀胱為第一關隘矣。

膀胱為太陽腑。有表症。脉左尺必浮。其症為頭痛。為項脊強。為身痛。四肢拘急。為發熱。為惡寒無汗。為喘嗽。頭痛者。頭腦痛而連項脊也。加味香蘇散主之。甚者加羌活

葱白○

項脊强者○太陽經所過之地也○香蘇散主之

身痛四肢拘急者○風傷胃寒傷營○寒主收引也○桂枝湯主之○

發熱者○腠理閉塞也○香蘇散主之○

惡寒無汗者○寒乘表也○麻黄湯主之○

喘嗽者○寒邪客於皮毛○肺氣不得升降也○麻黄湯主之○輕者

用止嗽散○

膀胱之靈○腎氣不化也○脉左尺必沉細○其症為小便不禁○為劳

痳淋○為老淋○

小便不禁者。氣虛不能統攝也。十補湯主之。

勞淋者。勞力心辛苦。氣虛不化也。補中益氣湯主之。

老淋者。老人思色。精不出而內敗。大小便牽痛如淋。宜萆薢分清飲。去黃柏。加菟絲遠志以去其精。再服六味地黃丸。

膀胱之實。脈左尺必洪大。其症為氣淋。為血淋。為關格。為膀胱氣。

氣淋者。氣滯水道。阻塞臍下脹痛也。假蘇散主之。

血淋者。蓄瘀莖中。割痛難忍也。生地四物湯。加紅花桃仁花蕊石主之。

關格者。溺閉而吐逆也。假蘇散主之。

膀胱氣者。一名胞痺。氣結膀胱。少腹熱。澀於小便也。橘核丸主之。

膀胱之寒。左尺必沉遲。其痃為冷淋。

冷淋者。寒氣堅閉。水道。肢冷喜熱也。金匱腎氣丸主之。

膀胱之熱。脉左尺必数。其痃為小便不通。為膏淋。為石淋。為便膿血。為發狂。

小便不通者。渴則熱在上焦。四苓散加山梔黃芩。不渴則熱在下焦。滋腎丸主之。

膏淋者。滴液如膏也。萆薢分清飲主之。

石淋者。下如沙石也。益元散加琥珀主之。

便膿血者。心氣移热於膀胱也。阿膠散主之。

發狂者。傷寒热結膀胱。下焦蓄血。少腹硬滿也。調胃承氣湯主之。

胆部 忠正之官足少陽脉屬腑

胆者清虛之府。居半表半裏之交。與肝為表裏。氣血足則胆氣壯。氣血虛則胆氣怯。胆受邪。即陰陽交戰。而寒熱往來。故瘧疾之来不一。而總不離乎少陽也。然其擔事之力。猶中正之官。不偏不倚。決斷出焉。

胆有表症。左關脉必浮而弦。其症為頭汗。為寒往来寒熱。頭汗者。寒邪將化火也。小柴和胡湯加丹皮主之。寒熱往來者。陰陽相爭也。小柴和胡湯主之。

膽

胆之虛。左關脉必細軟。其症為驚悸。為太息。

驚悸者○心血不足也以壯之也○安神定志丸主之○

太息者○氣虛也○四君子湯主之○

胆

胆之實○左關脉必洪○其症為胸滿○為脇痛○為耳聾○

胸滿者○邪氣結聚也○小柴胡湯加枳壳桔梗主之○

脇痛者○邪入胆經○布之脇下也○小柴胡湯加山梔枳壳主之○

耳聾者○氣火上沖而閉也○逍遙散加蔓荆石菖蒲香附主之○

或小柴胡湯○

膽

胆之寒○脉左關必遲○其症為精滑○為嘔吐○為舌苔滑○

精滑者○肢腫食少○心虛煩悶○坐臥不安○溫胆湯主之○

嘔吐者。邪正相爭也。小柴胡湯（和之）加藿香湯主之。

舌苔滑者。邪未化火也。二陳湯（燥）主之。

胆之熱。脉左關必弦數。其症為口苦。為嘔吐。為盜汗。為目眩。

口苦者。熱在胆。胆汁泄也。小柴胡湯（和之）主之。

嘔吐者。胆移熱於胃也。小柴胡湯（和之）加姜汁炒竹茹主之。

盜汗者。熱閙腠理也。小柴胡湯（和之）加丹皮主之。

目眩者。胆附於肝。肝竅在目。熱故眩也。小柴胡湯（和之）加山梔主之。

大腸傳道之官手陽明脉屬腑

大腸者腎陰之竅傳道之官受事於脾胃而與肺金相表裏故肺氣虛則腸若墜而氣為之陷腸液少則肺亦燥而鼻為之乾其呼吸甚密邇也然腸口上接小腸下通穀道為諸臟泄氣之門啟閉一失職而諸臟困矣

大腸無表症皆屬於裏

大腸虛者氣虛也脉右尺必沉弱其症為久痢為脫肛

久痢者氣血不足也歸脾湯(血卅)十補(補三)全大補湯補中(補脉)益氣湯加烏梅均可

脫肛者，氣虛下陷也。補中益氣湯加荷葉主之。

大腸實者，胃實移熱也。脉右尺必洪實。其症為便閉，為臟毒，為燥渴譫語發狂，為腸癰。

便閉者，實火閉也。小承氣湯主之。

臟毒者，腸胃不清，下如魚腸，如豆汁也。芍藥甘草湯主之。

燥渴譫語發狂者，燥屎不出也。小承氣湯主之。

腸癰者，當臍而痛，溺數如淋。千金牡丹皮散主之。

大腸寒者，積冷也。脉右尺必沉遲。其症為久痢，為便血。

久痢者，腹絲絲痛，寒積在臟也。鴉胆子包粉團吞之。

便血者肢冷喜热寒在腸也附子理中湯加歸芎主之

大腸热者肺經移热居多脉尺右尺必数其症為便血為腸風為脱肛

便血者口燥唇焦热在腸也芍藥甘艸湯加黄芩丹皮生地

腸風者臟腑有热風邪乘之故下血而腹不痛清魂散主之

脱肛者腸有火則脱出難收腫而痛也三黄解毒湯加知母荷葉主之

小腸部受盛之官手太陽脉屬腑

小腸者受盛之官。化物出焉。其上口即胃下口。即水穀由此而入。其下口即大腸上口。此處泌別清濁。俾水液注入膀胱。滓穢傳入大腸。是腑中之有鑒別者。故與心相表裏。脉附於膀胱而在左尺。

小腸無表症。皆屬於裏。

小腸虛則左尺脉必細軟。其症為溺赤短。為腰痛。

溺赤短者。水不勝火也。生地黃湯主之。

腰痛者。水不足也。六味地黃丸主之。

小腸實左尺脉必洪弦。其症為小腸氣。為交腸。

小腸氣者。氣滯下焦。臍下轉痛。失氣則快也。橘核丸主之。

交腸者。陰陽拂逆。大小腸交也。五苓散主之。

小腸寒。左尺脉必遲。其症為欬嗽失氣。欬嗽失氣者。小腸嗽也。止嗽散加芍藥主之。

小腸熱。左尺脉必數。其症必溺濇溺短。溺濇溺短者。湿熱壅滞也。導赤散主之。

心胞絡部 手厥陰脈屬腑 臣使之官

心胞絡者。即膻中。與心相附。居膈上。代君行事。臣使之官。喜樂出也。其見證有手心熱。心中大熱。面黃目赤。心中動諸端。而要之胞絡之病。即心部之病也。言心不必更言包絡矣。

胞絡之病。均詳心部。並無另立病名。

三焦部 決瀆之官 手少陰脉屬腑

三焦者。人生三元之氣。臟腑空處是也。上焦心肺居之。中焦脾胃居之。下焦肝腎膀胱大小腸居之。其氣統領臟腑營衛經絡內外左右上下之象(氣)。三焦通。則竟体調和。斯其職已。

三焦之病。屬於臟腑。並無另立病名。

邵杏泉先生醫案二卷

〔清〕邵杏泉撰　〔清〕俞壽田抄編

清抄本

邵杏泉先生醫案二卷

本書爲中醫醫案著作。又名《邵氏方案》《三折肱醫案》。邵杏泉，清末醫家。據抄本題記『係同治甲子春夏兩季之案』，推斷邵氏爲咸豐、同治年間名醫，太平天國時期曾在上海行醫。全書分爲上、下兩卷，共收載内科、外科、婦科等科一百個病證，輯録醫案千餘個。所涉疾病以濕熱發病爲主，其中温熱暑濕之疾善用疏風、芳化。從上卷中春、夏兩季積累的病例如此之多，可以看出邵杏泉先生當時診務之繁忙，療效高妙自不待言。全書以脉案式書寫，僅述病機大略，精練確當，可資學者臨診參考。

卷上

古吳邵杏泉先生醫案，案明藥精，甚係醫學之津梁也

壽田抄於光緒十四年陽月，今讀於民國十一年壬戌正月重讀

該書貫通精明醫理，可許醫家入醫學之捷徑也，宜後人廣傳之

邵杏泉先生醫案

邵杏泉醫案目錄

元和許鐵山藏

係同治甲子春夏兩季之案

吳縣俞壽田抄編

耳聾
痺症」
淋濁
腰痛
肝陽
肝經溼熱
目症
痰飲
腹痛

目症
溼熱
溼邪」
浮腫
肝風
尿血
肝脾
腹滿
腸紅

癆瘵」
溼熱下注
溼痰
腹滿
肝火
血淋
肝胃
臌脹
肝厥

黃疸
溼毒
寒溼
疝氣
肝氣
脇痛
痰氣
脘痛

咳嗽

咳嗆　咳喘

咳嗽止而復劇稍參潤養
沙參　玉竹　川貝　杏仁　桑皮　元參　吉梗　橘仁

温邪襲於肺表為咳嗆
前胡　紫苑　吉梗　桑皮　杏仁　象貝　枇杷　款冬花　橘仁　冬瓜子

咳嗽不已氣急欲喘姑從泄降
葶藶子　蘇子　杏仁　桑皮　款冬　枇杷　冬瓜子　象貝　橘仁

從冬温而起形寒發熱咳嗽今雖退解而肺陰受傷宜參清潤
沙參　桑皮　青皮　苓皮　川斛　橘白　杏仁　川貝　佛手

咳嗽　咳嗆　咳喘　一

温邪病起三日發熱咳嗽始與疏散
豆豉 防風 荊芥 只殼 連翹 前胡 紫蘇 紫菀 桔梗 桑叶 杏仁
先經咳嗽述列發表之溫邪發表也
前胡 豆豉 防風 荊芥 桑皮 杏仁 象貝 橘紅 只殼 連翹 款冬 冬瓜子
咳嗽略減直參潤養泄肺
天冬 沙參 川貝 桑皮 枇杷 杏仁 款冬 冬瓜子 西瓜子
元參 桔梗 牛蒡子
風寒新感咳嗽復劇
前胡 桑皮 枇杷 杏仁 川貝 橘紅 紫菀 杏皮 款冬花 冬瓜子

痰吐不利喉嗆不已
蘇子 菔子 杏仁 川貝 橘紅 桑皮 前胡 紫菀 枇杷

久病咳嗽形削已著怯狀近又新感風邪形寒發热姑從表治
前胡 桑皮 枇杷 杏仁 象貝 橘紅 防風 荊芥 只殼 紫菀 吉梗

喉嗽得感而咽中作乾
洋參 沙參 元參 生草 旱蓮草 天冬 川貝 杏仁 桑皮

久喉肺氣上逆防其增喘
甜葶藶子 杏仁 枇杷 西瓜子 款冬花
蘇子 桑皮 川貝 冬瓜子

喉嗆 喉嗽 喉喘 音閃

二

嗆咳減而脇痛不已

桑皮 地骨皮 西瓜子殼 生姊 杏仁 款冬 冬瓜子 川貝 橘絡 絲瓜絡 元參心

乳嗆得減宜參潤養

沙參 玉竹 川貝 杏仁 地骨皮 桑皮 款冬花 冬瓜子 西瓜子

曾經失血之體咳嗽久久不愈乃肺肾陰傷再延不宜

補肺阿膠散 川貝 沙參 麥冬

素體陰虧皆咳嗆音閃當是金實無聲之候

瀉白散 二至丸 元參 吉梗 川貝

咳嗆後而不止吐痰色綠肺胃尚熱也

蜜炙竹茹　蜜炙馬兜鈴　瓜蔞皮　蜜炙桑白皮　白杏仁

川貝母　生西瓜子殼　款冬花　炙橘紅

咳嗆不止肺尚不解清肅

紫菀　吉梗　元參心　生米仁　橘紅　象貝　桑白皮　杏仁　款冬

咳嗽不已積有痰吐再投泄化

紫菀　吉梗　蘇子　瓜蔞　杏仁　川貝　橘紅　兜鈴　桑白皮

咳嗆不止再投洩肺

紫菀　吉梗　防風　前胡　蘇子　藶子　土貝　杏仁　桑皮　兜鈴

咳嗆　咳嗽　咳喘　音悶

三

咳嗆減而火升此虛陽不潛也

熟地　龜版　女貞子　旱蓮草　牛膝　知母　麦冬　石決明　白杏

咳傷肺陰傷現在尚有新感風邪姑從泄肺

前胡　紫菀　桔梗　桑皮　兜鈴　象貝　杏仁　款冬　冬瓜子

嗆尚不止痰尚濃厚

蘇子　菔子　桑皮　地骨皮　兜鈴　杏仁　川貝　竹茹　枇杷葉

咳嗽不已舌苔黃厚痰出難而不化再投清泄

桑白皮　地骨皮　白粳米　生草　馬兜鈴　杏仁　薏仁　象貝　竹茹　生西瓜子殼

服四劑去兜鈴薏仁　加北沙參　玉竹

痰吐漸利，咳嗽得減，仍從泄肺化痰

桑皮 馬兜鈴 川貝 杏仁 竹茹 枇杷葉 蘇子 桔梗 冬瓜子

咳嗆累減，而舌苔白厚，是常溫邪夾濕痰尚阻也

三子 杏仁 桑皮 兜鈴 象貝 橘紅 生米仁

身熱退盡，咳嗽不已，再擬泄肺

桑皮 兜鈴 杏仁 象貝 橘紅 款冬 冬瓜子 蔞皮 竹茹

少陰脈循喉嚨，繫舌本，今咳嗽咽痛五月之久，防成喉痺重症

二原生地 元參心 生甘草 馬兜鈴 川貝

生西洋參 北沙參 旱蓮草 白杏仁

咳嗽 咳嗆 咳喘 音悶 脈虛

新風復感咳嗆又劇

柴胡 紫苑 苦梗 桑皮 桔梗 杏仁 竹茹 象貝 橘紅

濕邪襲于肺表為咳嗽

紫苑 苦杏 桑皮 桔梗 象貝 橘紅 款冬 冬瓜子

咳嗽畧減仍從泄肺

桑皮 桔梗 杏貝 橘紅 款冬 蘇子 冬瓜子 蔞皮

久傷悞投溫補致肺經受逆

桑皮 地骨皮 杏貝 橘紅 款冬 冬瓜子 丹皮 生草

新感襲肺

前胡 紫菀 荊防 杏貝 橘紅 款冬 冬瓜子

咳嗆頗劇 吐痰臭穢 勢成肺癰

蘆根 苡仁 杏仁 冬瓜子 生石羔 桑皮 杏貝 生草 羚角

咳痰大減 稍參潤肺

沙參 玉竹 桑皮 兜鈴 川貝 杏仁 枇杷葉 冬瓜子 生西瓜子殼

肺胃伏熱 先經失血 繼以咳嗆

桑皮 地骨皮 兜鈴 鮮生地 知母 川貝 旱蓮 牛膝

咽痛略減 而音閃不亮 病延五月 餘恐難應手

大生地 阿膠 龜版 洋參 沙參 玄參心 二冬 青欖 生草

咳嗽 咳嗆 咳喘 音閃 肺血

五

遏邪袭于肺表为咳嗽

前胡 荆防 桑叶 桔梗 杏仁 贝母 橘红

風寒濕滯互阻，納蒙咳嗽腹痛

豉 前 荆防 苏朴 枳實 建曲 杏仁 桑叶

寒熱未作，咳嗆略減，再投泄肺化痰

前胡 杏吉 橘貝 款冬 蘇子 冬瓜子

咳嗽久久不愈，肺胃痰熱不清

桑皮 枇杷 杏貝 橘紅 萆薢 款冬 冬瓜子

寒熱略減，而欬嗽不已，深恐延涉怯

生地 鼈甲 青蒿 阿膠 兜鈴 牛蒡 杏貝 白薇 白芍

病後餘熱未清咳嗽咽痛而膚欠至涉怯

茅根 知母 花粉 人中黃 人中白 土貝 桑皮 地骨皮 元參心

素有節中引動痰嗽舊病治以納腎清肺

熟地 蘇子 葶藶子 大棗 川貝 杏仁 沙參 玉竹 桃仁

痰嗽累減仍以前法損益

熟地 蘇子 沙參 麥冬 川貝 杏仁 桃仁 紫石英 生西瓜子殼

咳嗽久久吐痰臭穢防成肺癰

葦莖湯 兜鈴 桑皮 川貝 桃仁 絲瓜

咳嗽 咳嗆 咳喘 音閃 肺熱 咽痛 痰嗽 六

先經咳嗽繼發風痧不透今則音閃姑從金實無声治

前胡 杏仁 桑皮 兜鈴 楠貝 牛蒡

痰嗆十二年近發更勤姑從泄降

葶藶 蘇子 萊菔子 冬瓜子 杏仁 桑皮 楠貝 款冬

咳傷絡分為咯血音閃不亮尚是金實無声

桑皮 地骨皮 粳米 生艸 鮮生地 川貝 杏仁 知母 旱蓮 牛膝

肺經漱能清肅仍從泄化

兜鈴 桑皮 川貝 杏仁 葶藶 地骨皮 白蘇皮 冬瓜子

清上納下似合仍從其治

熟地 苏子 葶藶子 大黑枣二个 川貝 杏仁 苓皮 玉竹 紫菀 枇杷

咳嗆五月之久肺陰受傷而嗽尚痒擬錢氏法

阿膠 枇杷 牛蒡 粳米 生草 川貝 杏仁 沙參 桑皮

往來寒熱咳嗆音閃淹纏陰怯象也

青蒿 鱉甲 銀柴胡 桑皮 杏貝 白薇 元參心 生草

身熱已退而咳嗽減仍從泄肺化痰

桑皮 枇杷 杏貝 橘紅 苏子 冬瓜子 款冬花

投補能知飢此屬佳兆但咳嗆頻劇形肉消削究不足恃

元參 二地 二冬 沙參 阿膠 枇杷 杜斛 川貝 杏仁

咳嗽 咳嗆 咳喘 音閃 肺熱 咽痛 痰嗜

七

風邪濕火鬱于肺經為咳嗽音閃

前胡　吉貝　杏桶　桑皮　枇杷　款冬　冬瓜子　鳳凰衣　各

去秋失血之後咳嗽久久今對音閃形寒灼熱肌肉削奪

脈细弦促此金室失声也治之棘手

固本湯　澤何元　加川貝　杏仁　阿膠　枇杷

肺腎素虛咳嗽久久不愈近日胃氣亦鈍治宜兼顧

沙參　枇杷　桑皮　杏仁　川貝　川石斛　蒼桶　生穀芽

音閃畧減再投清泄

桑丹　枇杷　杏貝　蔻皮　鳳凰衣　冬瓜子　西瓜子　款冬

痰嗜近發更勤姑以泄降

葶藶子　蘇子　杏貝　桃仁　白芥子　半夏　款冬

形寒灼熱咳嗽三月久延殊為不宜

半夏　旋覆　杏貝　桃仁　款冬　冬瓜子　青蒿　鱉甲　白薇

咳嗽不已宜肅清泄

光杏　半夏　杏貝　桃仁　冬瓜子　枇杷葉　生西瓜子

屢投養陰潤肺不應以觀音應夢丸主方

人參　胡桃肉　川貝　麥冬　桃仁

肺經伏熱未清乾嗆不已

咳嗽　咳嗆　咳喘　音闪　肺熱　咽痛　痰嗜

瀉白散 枇杷葉 桑皮 杏仁 川貝 前胡 竹茹

温邪久襲手肺咳嗽經月頻傷失血治以清泄

桑皮 地骨 苑吉 杏貝 橘紅 冬瓜子 髮灰

痰嗽日久但嗽難除根再投潤肺化痰

桑皮 地骨 杏仁 三子 川貝 橘紅 苓皮

風温阻襲肺蒙竅咳嗽初起三日治与疏散

蘇前 荊防 豆豉 連翹 蘇苑 桑叶 吉杏

咳嗽日久而身热旬餘治从表治

前苑 防吉 桑皮 地骨 杏貝 松子仁 冬瓜子 茯苓

風寒新襲于肺咳嗽氣逆防成痰哮

三子 前苑 桔貝 桑皮 杏梗

咳嗆得減而胃氣不醒

沙參 麥冬 玉竹 川貝 杏仁 桑皮 橘白 川斛 茯苓 穀芽

咳嗆不減兩肘筋抽徹肺胃同病

桑皮 地骨皮 粳米 甘草 知母 花粉 蘆根 川貝 杏仁

麦冬 生鱉甲 旱蓮草

風溫阻肆形寒壯熱不透咽喉腫痛

薄荷 桑叶 牛蒡 馬勃 杏吉 土貝 荊防

咳嗽 咳嗆 咳喘 音闪 肺热咽痛 痰哮

九

水不涵木，木火刑金，失血後咳嗽甚于夜，脈弦右細促，
宜戚，直慎
生地 二冬 蛤阿膠 川貝 杏仁 沙參 枇杷
風寒襲肺而起，咳嗽經月，氣逆欲喘
葶藶 枇杷 蘇子 桑皮 杏貝 橘紅 款冬 冬瓜子
咳嗽不已，似宜泄肺化痰。
桑皮 枇杷 地骨皮 橘紅 川貝 冬瓜子 生西瓜子殼 枇杷叶
兩年前失血而起，咳嗽至今不愈，脈細促，形肉削，怯症已
著，理之不易。

固本湯 沙參明 阿膠 枇杷 川貝 杏仁

陰分虛而胃陽明熱為牙宣。

玉女煎。連翹 赤芍 丹皮 山梔

喉癢咳嗆不已。再投瀉肺。

紫菀 三分 桑皮 枇杷 川貝 杏仁 橘紅

右腿後筋抽搐。咳嗆不已。此陽明絡熱也。

生石羔 桑葉 枇叶 枇杷 杏仁 川貝 知母 丹橘

損傷痰嗽。病越九年。斷難治根。

葶藶 蘇子 杏子 黑棗 杏貝 橘紅 款冬 冬瓜子

咳嗽 咳嗆 咳喘 音闪 肺热 咽痛 痰嗽 十

風寒新感，襲于肺表，為咳嗽。

前苑 杏吉 桑皮 兜鈴 橘貝 蘇子 冬瓜子

咳嗽得平，再投泄肺。

桑皮 兜鈴 杏貝 橘吉 蔞皮 杷葉 冬瓜子

肝火暑淸，而風邪襲于肺表，仍從淸泄。

前苑 杏吉 桑皮 骨皮 橘貝 丹芍

咳嗽不已，氣急欲喘。

葶藶 黛蛤散 桑杏 枇叶 橘貝 蔞皮 冬瓜子

舌苔化，而痰吐不利。

三子 桔半 杏蔻 米仁 穀芽

咳嗽將一月，治宜潤肺化痰。

沙參 玉竹 桑皮 枇杷 蒡子 杏桔 川貝 款冬 冬瓜子

温邪袭于肺表，為咳嗽，姑与魂散。

前胡 杏貝 桑皮 款冬 冬瓜子

咳嗽畧緩，脉下，而痰熱頗重，仍宜清泄。

桑皮 兜鈴 竹茹 西瓜子殼 冬瓜子 款冬 川貝 桔杏 蔻皮

肺胃伏熱，挾痰咳嗽，膺痛。

瀉白散 川貝 杏桔 款冬 冬瓜子 枇杷

咳嗽 咳嗆 咳喘 音閃 肺熱 咽痛 痰咯

十一

風温襲肺，喉癢咳嗽。

前胡　桔梗　杏貝　桑皮　兜鈴　款冬　冬瓜子

咳嗽久々不已，喉癢氣急，擬潤養中兼以清肺。

沙參　玉竹　川貝　杏仁　桑皮　兜鈴　蘇子　西瓜子　款冬

胃氣暑熱，又微有咳嗽。

桑皮　兜鈴　杏桔　沙參　天冬　川貝　蘇子　穀芽

新感温邪，身熱退後，咳嗽不已。

桑皮三錢　兜鈴一錢　杏仁三錢　象貝三錢　桔梗一錢　旋覆花三錢

款冬花三錢　冬瓜子三錢

温邪挟痰，咳嗽氣逆。

前胡 橘貝 杏仁 蘇子 款冬 冬瓜子 只殼 連翹

咳嗆不已，再投泄化，痰仍阻肺。

桑皮 兜鈴 杏仁 蘇子 川貝 橘紅 西瓜子殼

又感新風，咳嗽復劇！

前胡 杏貝 桑皮 兜鈴 橘紅 款冬 冬瓜子

咳嗽咸陣而作。

桑皮 兜鈴 杏貝 橘紅 生西瓜子殼 蚌殼粉 青黛 枇葉

咳嗽四年之久，肺陰傷，喉尚痒，擬錢氏法。

咳嗽 咳嗆 咳喘 音悶 肺痿 咽痛 痰喀 十二

阿膠散合瀉白散加川貝

現在節交立夏，咳嗽未免增劇，仍從前法損益。

人參　紫衣胡桃肉　大熟地　菟絲子　枸杞子
蘿子　北沙參　玉竹　川貝　炙橘紅

現交立夏大節，咳嗆雖不甚劇，而胃經吐血，三伏保重為要。

生地　生西洋參　北沙參　麥冬　六玉丸　十大功勞
叭咀杏仁　川貝　阿膠　馬兜鈴

咳嗽久久不愈，擬氣陰兼養。

沙参 玉竹 天冬 川贝 桑皮 杏仁 苏子 桑皮 姜皮

病后失调，咳嗽不止，再投润泄。

前胡 兜铃 川贝 杏仁 苏子 西瓜子壳 蒌仁 麦仁 只壳 枇叶

温邪袭肺，咳嗽，陡然音闪。

前苑 吉贝 杏橘 桑皮 兜铃 防风 款冬 冬瓜子

咳呛五月之久，痰吐粉红色，肺阴大伤，淹缠颇著怯象。

阿胶散 沙参 川贝 橘红

舌苔微黄，胃略甦，咳略减，而犹有湿热未清。

沙参 橘白 竹茹 川贝 杏仁 茯神 泽泻 甘菊

咳嗽 咳呛 咳喘 音闪 肺蛰 咽痛 痰哮 胆胃 十三

諸恙向安，惟稍有咳嗽，擬宗泄肺。

桑皮 枇杷 杏仁 川貝 款冬 冬瓜子 桔梗 良姜

身熱止而復作，咳嗽氣急，防其增喘。

葶藶子 蘇子 菔子 前杏 桑皮 荊防 藿葉 荷叶

咳嗽得減，夜寐不安，膽胃熱也。

竹茹 半陳 枳殼 硃茯神 桑皮 枇杷 杏吉 荷叶

咳嗆氣喘畧平。

葶藶子 三子 冬瓜子 杏貝 桔藿 款冬 荷叶

按錢氏法，咳痰畧減，擬其大劑。

洋參 原地 麥冬 沙參 阿膠 蛤殼 鱉甲 旱蓮 蒿子 杏仁 川貝

咳嗽身熱暑減，仍以養陰清熱。

阿膠散 西洋參 生鱉甲 青蒿子 象貝

咳痰流利，惟夜寐不安，胆胃不和也。

竹茹 半夏 茯神 柏子仁 蔞杏 蒿丹 石決 秫米

暑風襲肺，咳嗽咽痛。

前苑 杏吉 蘿防 桑皮 蛤殼 滑石 荷叶

肺胃伏熱，喉癢咳嗆，痰中帶血，治以清肅。

瀉白散 蛤殼 杏貝 鮮地 藕節 杷叶 款冬 冬瓜子

咳嗽 咳嗆 咳喘 音閉 肺熱 咽痛 痰哮 胆胃 十四

暑熱襲于肺表，頭痛喉痺咳嗆，治与肅肺

前苑 杏仁 荊防 羊皮 杷葉 桔貝 前藿

暑風襲肺，喉痺咳嗆，防其引動咯血舊恙。

桑白皮 白粳米 滑石 白杏仁 冬瓜子

地骨皮 生甘草 馬兜鈴 款冬花 荷叶

暑邪傷氣，自汗頗多，徒經水洞，手臂陽氣不足而作

冷，治以分滲疏利。

桂枝 川朴 赤苓 豬苓 苓皮 澤瀉 青陳 腹皮 只壳

按養陰方，咳嗽大減，惟昨晚便洩五次，此新感暑邪傷

氣也。補劑遲緩。

蘇藿　焦朮　青陳　腹皮　只殼　佛手　澤瀉

肺胃伏熱未清。咳嗽咽痛不已。

前胡　桑皮　兜鈴　杏仁　元參　滑石　蔞皮　荷葉

濕熱減而咳嗆不止。仍遲滋養。

生地　麥冬　阿膠　青蒿子　女貞子　旱蓮草

天冬　洋參　馬兜鈴　生鱉甲　元參心

便泄止後。咳嗆又感。仍遲潤肺和降。

沙參　玉竹　兜鈴　桑皮　浙貝　霍斛　通草

咳嗽　咳嗆　咳喘　音閉　肺熱　咽痛　痰哮　胆胃　十五

暑風襲肺，喉痒咳嗆，治以泄散。

前苑　吉杏　桑皮　兜鈴　桶貝　絲瓜　冬瓜子　荷叶

咳嗽不止，而腰痛甚，肺腎虛也。

人參　熟地　麦冬　阿膠　杜斷　川貝　叭杏　蘇子

咳嗆不已，肺經暑風不泄也。

桑皮　兜鈴　杏貝　桶吉　枇杷叶　瓜蔞皮　冬瓜子

痢下白積，減而未止，又襲暑風咳嗽，宜疏風肺。

前胡　荊芥　吉梗　赤苓　大腹皮　荷叶

桑皮　防風　草果　枳殼　藿梗

肺脾全病

濕熱咳

便溏不能全止，而咳嗽痕甚，脾肺交病，宜培土生金。

党參　於朮　山藥　炒黃玉竹　橘紅　兜鈴　川貝　苓皮

內熱咳嗽略減，而口中作苦，濕蒸為熱也。

桑皮　兜鈴　竹茹　杏仁　川貝　款冬　冬瓜　丹梔　十大功勞

二便得通，惟痰熱尚阻。

三子　杏蘇　桑皮　竹茹　半陳　萆薢　澤瀉

夜來發熱，咳嗽輕減。

桑皮　青蒿　款冬花　前胡　象貝

馬兜鈴　白薇　冬瓜子　杏仁　荷葉

咳嗽　嗆　喘　哮　音閃咽痛　喉痺　胆胃

十六

咳嗽經年，曾經失血，今氣急欲喘，形肉消灼，脈象細促，怯症著矣。

阿膠　白粳米　牛蒡　二生地　杏仁

馬兜鈴　生米仁　北沙參　川貝

痰熱阻而，氣分不利。

金石斛　半夏　蘇梗　青皮　米仁

竹茹　陳皮　香附　佛手　穀芽

痰嗽三年，今時舉發，肺經易感風邪也。

前胡　桑皮　苑吉　葶藶子　三子　杏仁　象貝　橘紅

痰未极退，咳嗽亦减，再拟清化。

竹茹　兜铃　冬瓜子　杏仁　只壳

桑皮　枇杷叶　川贝　桃仁　蒌皮

伏热渐减，而痰尚不流利，宜从清养。

大玉竹　蒌子　桃仁　川石斛　蒌皮

北沙参　川贝　杏仁　茯苓皮

暑风袭肺，喉痒咳嗽作呛。

前胡　吉梗　马兜铃　桃仁　冬瓜子

紫菀　桑皮　杏仁　象贝　枇杷叶

咳嗽　呛　鸣　哮　音閉　咽痛　痰血　胆胃

十七

肺胃餘熱咳嗽不能停止
桑白皮　北沙參　竹茹　橘白　茯苓皮
馬兜鈴　川象母　杏仁　川貝
投洩肺化痰頗合似宜守之
薏苡仁　白芥子　桑白皮　象貝　款冬花
炒蘇子　萊菔子　馬兜鈴　橘紅　冬瓜子
咳嗽數月之久治當洩肺化痰
桑皮　杏仁　橘紅　款冬　生西瓜子殼
兜鈴　川貝　玉竹　冬瓜子

小便之痛得減，而喉痒咳嗆，肺經又受新寒也。

前胡 杏仁 紫菀 生草梢 通草

桑皮 煨薑 桔梗 萆薢

去年努力傷絡，咯血而熱，冬令復發，增咳嗽灼熱。今則形削氣促，甚不能卧下，吐痰味鹹，此肺腎大傷，怯病已成，殊為棘手。

生地 阿膠 川貝 青蒿 白薇 旱蓮草

麥冬 馬兜鈴 杏仁 鱉甲 女貞子

便泄暑減，而咳嗽不已，而痰頗盛，寒恐陰怯，仍擬

咳嗽 嗆 喘 哮 音閉 咽痛 痰熱 膽胃

十八

培土生金法以養陰

於朮　山藥　蛤粉炒阿膠　川貝　茯苓皮

沙參　甘扁豆　馬兜鈴　橘紅

自咳嗽氣急而來，面部浮腫，此脾肺虛病，防其增喘之變

葶藶子　白杏仁　茯苓皮　白芥子　桑白皮　青皮

蘇子　防己　五加皮　萊菔子　陳皮

吐瀉後咳嗽痰多，治培泄肺

桑皮　象貝　蘇子　橘紅　冬瓜子

兜鈴　杏仁　前胡　款冬花

老痰哮發更勤先從洩肺化痰

前胡 桔梗 防風 馬兜鈴 橘紅

紫菀 葶藶子 桑皮 象貝 杏仁

咳嗆略減痰尚色黃肺胃尚熱也

桑皮 杏仁 紫菀 象貝 蔞皮

兜鈴 枇杷葉 桔梗 竹茹 西瓜子殼

咳嗽痰不流利寒熱甚衰

前胡 杏仁 知母 陳皮 青蒿

蘇子 茅根 半夏 光 瓜蔞皮

咳嗽 嗆喘 哮 音悶咽痛痰熱膽胃

十九

暑風伏熱鬱于肺表　咳嗽咽痛治与洩散

前胡　紫菀　土貝　桑葉　馬勃

防風　桔梗　杏仁　馬兜鈴

風邪鬱于肺表　喉癢咳嗆

前胡　桔梗　兜鈴　象貝　款冬花

紫菀　桑皮　杏仁　橘紅　冬瓜子

病後傷寒風熱鬱肺咽痛子舌下墜痰來

發熱較甚治与清化

元参 甘艸 人中白 杏仁 桑叶

桔梗 马勃 蒡子 橘红 丹皮

阴液体素风热袭肺咽痛子舌下陷疳未发热治与清化

利积得减而又风邪袭肺咳嗽特甚殊难坚固

前胡 荆芥 桑皮 杏仁 橘红 大腹皮

苏梗 防风 紫菀 象贝 青皮

咳久络伤治以清润

桑皮 沙参 川贝 款冬 蒡子

紫菀 杏仁 橘红 冬瓜子 枇杷叶

咳嗽 嗆 喘 哮 音闪咽痛痰热胆胃

二十

肺氣稍宣暑邪未盡

桑皮　蘇子　滑石　象貝　豆卷　荷葉

蟬蛻　杏仁　通草　桃仁　藿梗　枇杷葉

伏暑被新涼所束咳嗽痰多，治與泄肺化痰

前胡　紫菀　蘇子　防風　只殼　荷葉

桑皮　桔梗　杏仁　蒺藜　藿梗

痰哮舊恙遇寒而發

葶藶子　白芥子　牛蒡子　象貝　冬瓜子

杜蘇子　萊菔子　桃仁　款冬

咳血

温邪襲於肺表咳嗽痰中帶血

瀉白散　馬兜鈴　川貝　桃仁　款冬花　杏仁　冬瓜子

咯血止而吐痰尚黑

鮮生地　羚羊角　知母　花粉　蘆茅根　桑皮　杏仁　竹茹

痰來咳嗽痰中帶血頗養陰中參以泄肺

生地　元參　沙參　玉竹　桑皮　杏仁　川貝　海石　蛤殼

肺胃伏熱為咯血

羚羊角　鮮生地　桑皮　地骨皮　杏仁　知母　旱蓮草　牛膝　茅根

咳嗆不止，痰中帶血，清氣潤養

沙參　元參　桑皮　杏仁　冬瓜子　生西瓜子殼　川貝　款冬　蔞皮

衄血減而咳嗽亦緩，仍以清潤

桑白皮　地骨皮　生甘草　枇杷　川貝　杏仁　旱蓮草　鮮生地　淮牛膝　款冬花

咳血得止，而形神疲乏，宜氣清養

大生地　西洋參　北沙參　女貞子　旱蓮草　炙桑皮　杏仁　川貝　橘紅

航海受風，吐血後發

瀉白散　鮮生地　防風　川貝　知母

失血咳嗽，痰，咽中乾，脅脇痛，陰分傷矣

西洋參 沙參 二原生地 川貝 麥冬 知母 杏仁 桔梗 紫菀

咳嗆減而咯血總不能止

羚羊角 鮮生地 茅根 旱蓮 牛膝 川貝 杏仁 黛蛤

少陰不足陽明有餘吐血久久不止

大生地 生石羔 淮牛膝 知母 麥冬

喉癢咳嗆時欲見紅此陰分虛而風邪又感也擬錢氏法

阿膠 兜鈴 牛蒡 粳米 沙參 杏仁 川貝 旱蓮草

痰不流利即咳嗽氣逆痰中帶血治宜並顧

生地 洋參 沙參 天冬 川貝 旱蓮 杏仁 藕節 梨皮

咳血 嗆血 吐血 二

營陰虧而內熱重今朝咯血防其增喘

瀉白散　生地　花粉　知母　牛膝

三年前曾有咯血症今忽舉發肺腎素虧痰熱易聚脈細

但常發不重

瀉白散　鮮生地　旱蓮草　川貝　白茅根　藕節

咯血止而痰色黃綠肺胃尚熱也

蘆根　花粉　知母　竹茹　茅根　瀉白散

暑濕發病之象已退而痰中咯血不止

鮮地　桑皮　骨皮　枇杷葉　杏仁　滑石　生藕節　茅柴根

脫血症年餘現增寒熱痔血更多治宜兼顧

黄芩 歸身 升麻 槐米 牙屑 側柏

於朮 白芍 柴胡 地榆 刺猬皮 老茄皮

肝經氣鬱肺經伏熱為咯血

桑皮 白糯米 青皮 生藕節 茅柴根

地骨皮 生甘草 陳皮 旱蓮草

咳血 咯血 吐血 痔血

三

陽明症　附血热妄行　鼻衄

陽明血热妄行为鼻衄
鮮生地　羚羊角　黑栀　連翹　茅根　旱蓮草　知母　丹皮　牛膝

鼻衄緩而未止再投清泄
薄荷　連翹　淡芩　黑栀　鮮生地　羚羊角　茅根　旱蓮草　側柏

陽明血热妄行
鮮生地　蘆根　知母　花粉　牛膝　旱蓮草　茅根　杏仁　川貝　生藕節

陰虚内热之体鼻衄時發姑与清養
生西洋參　大生地　旱蓮草　黑山栀　白茅根　生藕節　淮牛膝　知母　青蒿

陽明症　血热妄行　鼻衄　口糜　血热　肺胃　一

陽明風火上乘為口糜

薄荷 連翹 淡芩 山梔 生草 大貝 知母 花粉 蘆根

血分積熱而溼毒重

知母 黃柏 淡芩 鮮生地 赤芍 丹皮 黑山梔 赤苓 陳皮 青麟丸三

嗆不止而增鼻衄肺胃伏熱頗重

桑皮 地骨皮 蒼朮 鮮生地 丹皮 黑梔 生草 杏仁 茅柴根

肺胃伏熱尚盛再投清泄

蘆根 花粉 知母 桑皮 地骨皮 鮮生地 羚羊角 白杏仁

血熱妄行治以清泄

竹茹 生地 赤芍 丹皮 黑穀 知母 西洋參 牛膝 白茅根 青麟丸

肺胃伏熱漸泄

黛蛤散 炒竹茹 川貝 桑皮 生西瓜子殼 油秋梨皮 枇杷葉 瓜蔞皮

陽明濕火內熾

蘆根 花粉 土貝 知母 人中黃 鮮生地 連翹心 銀花 夜柏花

瘟疹已後虛陽明餘熱不清

大生地 西洋參 龜板 阿膠 女貞 旱蓮 竹茹 知母 銀花 藕節代茶

濕毒化火聚於陽明

苓朮 薄荷 連翹 梔丹 赤芍 知母 花粉 山蘆根

陽明症 血熱妄行 鼻衄 口糜 血熱 肺胃 牙衄 二

陽明伏熱為口糜

生地 石羔 知母 人中黃 人中白 貝 馬勃 丹皮 黑梔

陰分素虧而陽明熱為牙衄

二原生地 生石膏 知母 天冬 牛膝 丹皮 連翹 女貞子 旱蓮

溫邪化熱襲于肺胃

桑葉 前杏 貝 馬勃 吉梗 甘草 連翹 丹皮

陽明伏熱為牙宣

生地 石膏 知母 天冬 牛膝 梔丹 連翹 茅根

肺胃伏熱熱痰中帶血者經月矣

瀉白散 生地 旱蓮 川貝 杏仁 藕節

肺胃兩經，浮火尚甚。

桑皮 骨皮 花粉 知母 川貝 杏仁 橘紅 竹茹 青蒿 通草

肺胃伏熱，痰中帶血，姑與清化。

鮮地 茜草根 知母 杏仁 牛膝 藕節 旱蓮 竹茹 桑皮 茅根

肺胃伏熱，咽乾，治宜瀉肺清熱。

桑皮 骨皮 兜鈴 粳米 甘草 前胡 元參 竹茹

磨糜口瘡而止，牙齦腫痛，陽明熱炎。

葛茹 丹梔 半陳 豬苓 枳殼 澤瀉 荷葉 佛手

陽明 血熱妄行 鼻衄 口糜 血熱 肺胃牙衄 三

鼻衄淋漓，皆宜辛泄。

萹蓄　瞿麥　三妙丸　辛夷　白芷　梔子　丹皮

肺胃伏熱未清，再投泄化。

桑皮　枇杷　竹茹　杏仁　桶貝　冬瓜子　枇杷葉

風熱鬱於肺胃，尚未透徹。

前胡　桑皮　枇杷　杏仁　外稍　滑石　青皮　通艸　茅根　枇杷葉

肺胃伏熱未清，再投清化。

竹茹　桑皮　半陳　蘇子　川斛　苓皮　穀芽

陽明絡熱，漸有外泄之象。

石羔　羚羊　防己　豆卷　桑枝　絲瓜絡　知母　蘆根　油松節

諸恙漸安，而肺胃伏熱不清。

宜石斛　青蒿　桑皮　杏仁　冬瓜子　十六卯芳

竹茹　丹皮　馬兜鈴　楠仁　枇杷叶

陽明濕火上乘，為牙痛齦血。

鮮生地　知母　蘆根　黑梔　薄荷

生石羔　花粉　連翹　丹皮

陽明伏熱，為牙痛牙衄。

生石羔　天冬　牛膝　連翹　薄荷

鮮生地　知母　旱蓮　黑梔

陽明　血熱　妄行　鼻衄　口糜　牙衄　肺胃　四

風熱 附牙痛 牙宣 風疹

風疹發尚不透，所以腹痛，此風痛也。

敗毒散 桑叶 丹皮 牛蒡 蟬衣

風邪上乘為發頤。

前胡 豆豉 荊芥 防風 桑叶 牛蒡 土貝 殭蚕 蟬衣

發頤不透，再投疏散。

柴前 荊芥 防風 豆豉 殭蚕 土貝 桑叶 牛蒡

風熱挾濕火上乘為牙痛。

薄荷 連翹 淡芩 山梔 丹皮 川柏 桑叶 防風 荊芥 鷄距

風熱 風疹 發頤 牙痛 牙腫 耳症 一

肝經風熱上乘，為目痒而封。

桑叶 蒺藜 滁菊 連翹 防風 牛蒡 蔓荊子 炒丹皮 薄荷

陽明風熱上乘，為牙腫。

薄荷 連翹 芦根 知母 花粉 土貝 大黄 赤芍 丹梔

風熱上乘，為耳根瘍，勢將外潰。

熱鬱陽 柴胡 桑叶 殭蠶 土貝 丹皮 赤芍

右耳腫痛出水，曾經發熱，新感風邪所致。

桑丹 菊 蒺 決明 蔓荊子 前胡 桔梗 薄荷

肺胃伏熱，久鬱，牙痛，便眼有血。

鮮地 石羔 知母 薄荷 連翹 梔丹 竹葉 甘草

偏頭痛秘方 古吳許鐵山家藏秘方 服兩劑除根可許終身不發

川烏二 羌活二 當歸五 川芎五 紫草五

草烏二 獨活二 白芷五 生姜二 共九味煎湯服兩劑.

治風疹塊秘方 許鐵山家藏秘方.服七次或八次可許永不發.

淨紅花五分 紫丹參三錢 兩味煎服.專治皮裏血熱之症.

附發風疹塊作癢.服七八次可斷根.

以上兩方.皆許氏鐵山靈驗之方.屢試屢驗.

風熱 風疹 發頭 牙痛 牙腫 耳 偏頭痛風疹塊 二

陰虛

血虛

陰虛內熱之体，以大補陰方。

生地　龜版　知母　川柏　歸身　白芍　川斷　杜仲　蓮鬚

血虛氣滯，督任失養。

生地　歸身　白芍　川斷　杜仲　青皮　陳皮　蘇梗　香附　[illegible]

腎陰不攝，相火易動。

大補陰丸　金櫻子膏　蓮鬚　芡實　女貞子

諸恙漸安，治宜養血利氣。

大生地　阿膠　歸身　白芍　川斷　杜仲　香附　佛手　青皮　陳皮

陰虛　血虛　崩漏

一

外感得化，而正陰虛矣。

製首烏　杜仲　归身　半陈　生米仁　生穀芽

腎關不足，丸以緩之。

大補陰丸　猪肚丸

喉痹重症，延及五月餘，治難奏效。

二地　二冬　阿膠　洋參　沙參　元參心　壁錢　人中黄　人中白

正陰不足，宜參補養。

黨參　首烏　归身　杜仲　於朮　陳皮　穭豆皮

病後正陰大虧，肝陽易動。

生地　洋參　女貞　旱蓮艸　石決明　羚羊角　萸　茯苓　阿膠　生艸

小便作痛，腎氣虛也。

腎氣丸　去附桂

陰血火隐，治以固本。

二地　二冬　洋參　龜阿膠　牛膝　知母　石決明

咳嗽止，營陰大虧，宜參滋養。

生地　玉竹　沙參　麥冬　川斛　杜仲　青陳皮

陰分虛而濕熱阻，治以肅降清化。

洋參　首烏　竹茹　陳皮　苓皮　川貝　元參　遠志　天冬

陰虛　血虛　喉痺　耳聾　二

服丸劑有小效，惟耳聾。

磁硃丸　大補陰丸

正陰虛而濕熱未盡。

黨參　首烏　歸身　半陳　苓皮　炒棗仁　穀芽

喉痺已成，理之棘手。

大生地　西洋參　川參　遠志　麥冬　生[illegible]　川貝　棗仁　生西瓜子殼

肝腎兩虛，宜參補養。

大生地　龜版　知柏　金櫻子膏　女貞　棗仁　茯神　磁石　陳皮。

去秋病後元氣未復，脈軟面㿠，耳鳴，擬補氣佐以養肝

高麗參 枳朮 製首烏 當歸 白芍 益智 半夏 青陳皮

養血和絡似合病機仍擬此治

大生地 當歸 覆花 桑皮 紫菀 絲瓜絡（鴨血拌） 川貝 杏仁 女貞子

陰虛過甚相火易動

大生地 龜板 知柏 金櫻子膏 白蓮鬚 牡蠣 橘[illegible]

八脈交虧營陰失養

生地 歸芍 杜[illegible] 四製香附 白薇 青陳皮

投養陰云毀云譽但木火爍金炎熇殊重

二地 二冬 洋參 沙參 龜膠 阿膠 川貝 杏仁 橘白

陰虛 血虛 喉痺 耳聾 目 三

肝腎陰虧瞳神散光殊非細事

珠粉 生地 炙草 阿膠 龜膠 女貞 夜明沙 望月沙 龍齒 棗仁

陰虧內熱之體卧則不寐

原地 歸身 青陳 沉香曲 棗仁 硃茯神 石斛

養血清熱化痰為治

首烏 洋參 歸身 半陳 竹茹 佛手 石斛 棗仁

血虛氣滯寒濕互阻

歸身 香蘇 松節 青陳 枳殼 建曲

陰虛內熱之體易於鼻衄近感新風嗆癢咳嗽姑从

標治

前胡 桑皮 枇杷 杏仁 細地 丹皮 青蒿 白薇 青皮

外感化後仍嗆洩風 養陰扶正

羚羊 首烏 青蒿 旱蓮 胡麻 天麻 女貞 蒼皮 風化硝

養陰泄肝頗合擬大其劑

生地 西洋參 首烏 茯神 磁石 牛膝 菊葉 石決

陰虛內熱治以清養

羚羊 原地 黃 旱蓮 桑皮 川貝 橘白 川斛 穀芽 藕節

血虛氣滯治以疏利

陰虛 血虛 喉痺 耳聾 目

四

归身　延胡　泽兰　杜断　查炭　香附　青陈

陰虛内热，治以清養

生鳖甲　大生地　炒枣仁　归身　杜断

青蒿子　西洋参　朱茯神　白芍　旱莲草

類中之後，諸恙向安，宜參補養

潞党参　大生地　归身　羚羊角　茯神　煨天麻

製首乌　炒枣仁　白芍　石决明　陈皮　黄甘菊

陰虛之体，湿热頭重，咳嗽痰多，内热時甚，宜清润肺胃

桑皮　骨皮　蒿丹　白薇　川贝　猪苓　泽泻

內熱未清宜養陰和胃

參鬚 生地 阿膠 鼈甲 青蒿 歸芍 杜斷 旱蓮草

濕熱漸清宜養陰

細地 知柏 牡蠣 澤瀉 生草梢 苓皮 丹芍

日來身熱未作當從血虛氣滯治之

歸身 續斷 青皮 藕梗 上表

白芍 杜仲 陳皮 生香附 佛手

陰虛內熱之體去年失血後雖至今未發而舌紅

大便溏理之棘手

陰虛 血虛 喉痺 耳聾 目病

五

元參　炒紫菀　青皮　茯苓　澤瀉
炒黄北沙參　炒黄芩　陳皮　川貝
投養陰似合但乳血癆症已著非一二劑藥所能愈
阿膠　[illegible]　沙參　鱉甲　白薇　旱蓮草
生地　川貝　麥冬　杏仁　女貞子
腎陰虧肝陽升心脾亦病
阿膠　首烏　女貞　棗仁　陳皮
龜版膠　白芍　旱蓮　茯神
温熱漸化陰氣虛而相火易動

細生地　知母　川斷　當歸　淡竹葉
茅朮　黃柏　杜仲　牡蠣　澤瀉

相火旺心火動肝腎交虧
大生地　知母　阿膠　女貞　棗仁　陳皮
龜版　黃柏　白芍　旱蓮　茯神

投養陰化濕既合仍擬守之
原地　知母　瞿麥　牡蠣　萆薢
龜版　川柏　萹蓄　澤瀉　朮猪

投養陰剔既合擬大其制

陰虛　血虛　喉痺　耳聾　目病　六

上原生地　歸身　續斷　青皮　白蓮鬚
茯神　白芍　杜仲　陳皮

痰氣漸平宜參養營

參鬚　代赭石　白芍　杜仲　青皮
旋覆花　歸身　續斷　香附　陳皮

黄疸

黄疸之后氣機不利
炒果 厚朴 木香 紫菀 香附 苓皮 茵陈 猪苓 泽泻 檳 腹皮

黄疸未退又增嘔吐酸沫寒湿未尽化也
吴萸 半夏 陈皮 紫苏 香附 茵陈 猪苓 苓皮 泽泻

黄疸不退而色反晦滞防流陰黄
茵陈五苓去术加 川朴 炒果 吴萸 槟榔 木香

湿热郁蒸为黄疸
豆卷 茵陈 猪苓 茯苓皮 泽泻 川朴 吴萸 槟榔 青皮

黄疸 瘅 一

痹痛之象得減仍以踈利
豆卷 桑枝 防己 羊皮 絲瓜絡 牛膝 桃仁 知母 茯苓
黃疸之勢不衰桓宜湯丸並進
茵陳四苓去朮 紫蘇 香附 只殼 連翹 半夏 陳皮
濕熱內蘊發為黃疸二十來日尚未發透防其久延
柴胡七分 豆卷三錢 茵陳三錢 豬苓三錢 苓皮五錢 澤瀉錢半 厚朴七分 只實三分 根柳七分 連翹三錢
黃疸略退而有寒熱此濕熱未盡達也
柴胡 茵陳 苓皮 茯苓 半夏 只殼
桂枝 豬苓 澤瀉 蘇子 陳皮

痹痛之勢略減而夜來兩足浮腫僵不舒也
四苓 五加皮 青陳皮 米仁 絲瓜皮

溼熱鬱蒸發為黃疸亟宜湯丸並進
茵陳 猪苓 蒼朮 蘇朴 香附 枳實 連曲 青麟丸之先下

黃疸退未盡淨再投分消
茵陳四苓散 豆卷 連皮 半夏 陳皮 焦米仁

痹病略減而舌仍呆白溼尚阻也
蒼朮 防己 豆卷 桑皮 絲瓜絡 秦艽 半陳 油松節

痹痛大減惟舌白不化是溼尚阻也

黃疸 痹 二

茅术 全当归 防己 秦艽 桑枝 丝瓜络 吴萸 建曲 米仁

右為不化足所以補劑中參以化濕

党参 於术 茅术 半夏 青陳皮 茯苓 米仁

脾病暑濕（而）右足不化濕尚阻也

苏朴 茅术 豆卷 防己 秦艽 半陳 吴萸

濕熱鬱蒸發為黃疸狀弱方法亟宜陽丸茵連

柴胡 茵陳四苓（去术） 吴萸 建曲 山栀 薏仁 青麟丸

胃脘痛發為黃疸此穀疸也

茵陳四苓湯 香苏 厚朴 吴萸 建曲 枳椇

黃疸之勢方張濕熱尚未蒸透

茵陳四錢去根 柴胡 豆卷 九香虫 吳萸 檳榔 木香

風寒濕三氣合而为痹

豆卷 防風 秦艽 絲瓜絡 桑枝 吳萸 建曲 萆薢 澤瀉

濕邪濕食互阻形寒發熱不透發为黃疸

豆卷 荊防 紫蘇 茵陳四錢去根 蘇梗 吳萸 檳榔 建曲

痹痛不減陽明絡分尚熱

鮮地 石羔 羚羊 桑葉 知母 橘絡 花粉 芦根 牛膝

痹痛甚勢方張舌苔較白姑與燥濕祛風

黃疸 痹

三

三妙丸　防己　防風　秦艽　桑枝　絲瓜絡　海楓藤

痹痛之勢不減再擬疏泄

防己　防風　秦艽　桑枝　絲瓜絡　海風藤　絡石藤　片姜黃　豆卷

風寒濕三氣合而為痹遂成歷節痛風

防己　防風　秦艽　桑枝　絲瓜絡　天花粉　知母　羚角　蘆根

歷節痹痛匝月不已再擬祛風勝濕

防己　桑寄生　海風藤　絡石藤　夜交藤　油松節

防風　威靈仙　山蒟藤　忍冬藤　絲瓜絡

陽明經熱遂成歷節痹痛

生石羔　知母　桑枝　海風藤　油松節

羚羊角　防己　絲瓜絡　忍冬藤

風寒濕三氣合而為痺　防共歷節

防己　秦艽　絲瓜絡　豆卷　紫蘇　荷葉

防風　桑枝　油松節　荊芥　藿梗

此腰斷

與考黃

及

黃疸經月不退　舌苔轉黃　唇焦脈數　邪已化熱　宜

通因通用治

青麟丸　豬苓　澤瀉　黑梔　陳橘皮　沉香

茵陳　苓皮　川連　丹皮　春砂仁　雞內金

黃疸　痺　四

溼熱

溼熱鬱蒸發瘡不透

三妙丸 桑麻丸 丹皮 赤芍 地膚子 生艸節

溼熱下注加以咳嗽治宜兼顧

木通 竹葉 海金沙 草梢 萆薢 杏仁 桑皮 馬兜鈴 桃仁 象貝

溼熱下注

琥珀 木通 淡竹葉 生艸梢 海金沙 生艸梢 萆薢 丹皮 山梔

溼熱漸有化机再投燥溼涼血

三妙丸 細生地 地膚子 豨薟艸 山梔 澤瀉 歸身

溼熱

溼熱下注

一

濕熱下注入於厥少

桂枝　猪苓　茯苓　澤瀉　小茴香　楝核　荔枝核　小青皮

濕熱鬱蒸發為瘡瘍其專方惟黄有痔瘍

三妙丸　鮮生地　赤芍　桑葉　丹皮　地膚子　歸尾　萆薢　槐米

膽胃濕熱易聚

半陳　竹茹　吳萸　茯神　防風　桑葉　梔丹　荷梗　姜皮

濕熱下注

琥珀　細地　木通　竹葉　車前　草梢　萆薢　萹蓄　瞿麥

濕熱頗重治以苦泄

川連 川柏 細地 木通 丹皮 夏枯 人中黄 赤苓 海金沙

膽胃濕熱因蒙瘀不安治以溫膽

溫膽湯 桑皮 地骨皮 杏仁 通草 澤瀉

小腸濕熱久聚

導赤散 琥珀 梔丹 赤芍 青麟丸 海金沙

陰虧而濕熱下注

四苓散去朮 細地 知柏 萆薢 炒梢 金沙

濕熱下注

琥珀 導赤散 海金沙 丹皮 萆薢 澤瀉

溼熱 溼熱下注 二

濕熱蘊蒸治以苦泄

胆草　知柏　生地　淡芩　小薊　外豬　木通　草薢

膀胱濕熱下注

二苓　三妙　青陳　丹皮

濕熱蘊蒸脾胃困頓

冬朮　豬苓　苓滑　半夏　青陳　苡仁　穀芽

肝臟不調濕熱阻氣

藿蘇　青陳　厚朴　茯苓　枳殼　建曲

濕熱蘊蒸治以分滲

猪苓　茯苓　半夏　青陳　茅术　枳殼　青麟丸

濕熱重新涼外束淋瀝不止又覺畏寒擬增五苓法

五苓

淋瀝旬不止腎陰而膂痛

導赤散　歸身　杜斷　琥珀　海金沙

濕熱漸化仍以分泄

導赤散　萹蓄　赤苓　茯神　滑石

濕熱未盡相火易動

青麟丸　細地　知柏　黑梔　草梢　海金沙　萹蓄　瞿麥

濕熱　濕熱下注　淋瀝

三

暑濕阻氣 寒热退後氣机不利 濕热下注

香蘇 萆薢 半夏 青滌 藿佩 澤瀉 荷叶

濕热下注 久久不愈

青麟丸 細地 木通 炒梔 竹叶 芩柏 萆薢 海金沙 山豆根

營衛暑和 濕热未尽 擬五苓散

桂枝 茅朮 猪苓 茯苓皮 澤瀉

濕热下注

琥珀 木通 竹葉 萆薢 細地 梢炒 金沙 荷藿

濕热下注不清

青麟丸 琥珀 鲜地 胆草 滑草 茯苓 丹参 山豆根

湿热下注

琥珀 木通 竹叶 草梢 海金沙 萆薢 丹皮 山栀 滑石

湿热郁蒸

青麟丸 黄柏 土茯苓 丹皮 银花 生甘草

川连 山豆根 鲜生地 赤芍 夏枯草

湿热尚未清彻

青麟丸 细地 木通 竹叶 草梢 萹蓄 瞿麦 当归

湿毒有发越之机

溼热 溼热下注 淋濁 溼毒

四

龍胆草 黄芩 丹皮 地膚子 扁柏花 芦根
川連 黄柏 赤芍 生草節 金銀花 土茯苓
暑濕被新涼所束 貼與疏散
厚朴 蘇藿 荆防 枳曲 半夏 赤苓 荷葉
濕熱漸有化機
琥珀 細地 木通 草梢 萆薢 竹葉 海金沙 蒼[illegible]
淋久未止 又著新涼 昨晚畏熱 頭脹得汗而退 治宜兼顧
豆卷 荆芥 木通 淡竹葉 萹蓄 萆薢
防風 藿梗 草梢 海金沙 瞿麥

濕熱須有化機再培清滲

青麟丸　瞿麦　草梢　車前　小木通　黑山梔

萹蓄　竹叶　川萆薢　海金沙　丹皮

濕熱下注

青麟丸　木通　海金沙　滑石　丹皮　霍斛

琥珀　竹叶　生草梢　萆薢　黑梔　荷叶

濕熱頗化宜兼養降滲利

生地　知母　萹蓄　草梢　通草

麦冬　黄柏　瞿麦　海金沙

濕熱　下注　濕毒　淋濁　五

便血淋濁皆減而濕熱乃于血分頗重

細生地　木通　地榆　赤芍　生草梢

川連　歸尾　槐米　青皮　海金沙

便痛不除濁瀝未盡

萹蓄　知母　赤芍　生地　豬苓　草梢

瞿麥　川柏　丹皮　山梔　澤瀉

淋久腎氣不攝

大原生地　知母　牡蠣　茯神　灯心

龜腹版　黃柏　草梢　遠志

身熱退而咳嗽甚小便作痛不止

桑皮 紫菀 杏仁 淡竹葉 琥珀

推錠 桔梗 木通 生草梢 海金沙

濕熱漸有化機

琥珀 瞿麥 竹葉 丹皮 澤瀉

萹蓄 草梢 海金沙 茯苓皮

病後失調又經下奪而熱淋溺延今半月近日又熱寒熱此正病也殊不待言

豆豉 荆芥 小木通 琥珀 萆薢 連翹

紫蘇 防風 淡竹葉 生草梢 只殼

濕熱下注 濕毒淋溺

六

濕熱未清舌質絳紅宜參清化

竹茹 滑石 只殼 秦艽 絲瓜絡

半夏 赤苓 建曲 桑枝

現在表熱退而淋濁不止舌根膩白厚脈象濡數濕

熱頗重殊爲增劇

草果 枳實 建曲 紫蘇 竹葉 琥珀

厚朴 枳柳 荊芥 木通 竹稍

濕熱總不盡絕所以小便淋濁大便不爽擬通

因通用法

青麟丸　苓皮　半夏　紫蘇　荊芥
豬苓　澤瀉　陳皮　藿香　只殼

淋濁大減而舌根苔不化胃氣不甦濕熱困頓也
茅朮　知母　穀芽　半夏　茯苓皮
米仁　川柏　萆薢　陳皮

濕熱頗化而營衛不和以陽旦主方
桂枝　赤芍　細生地　牡蠣　炒米仁
淡芩　甘草　知母　澤瀉

淋濁漸止舌苔亦化惟胃氣不甦

溼熱下注　溼毒　淋濁

七

北秫米 青皮 萆薢 歸身 米仁

陳皮 半夏 川石斛 白芍 穀芽

還老子聚下注漫劃

生地 黄柏 丹皮 牛膝 青蒿

青黛 知母 黑梔 車前子

濕阻　濕痰

濕邪阻礙氣分脈象濡遲舌苔呆白姑與疏利

川朴　杏仁　蘇子　菔子　白芥子　半夏　陳皮　只殼　建曲

濕痰漸化而氣機未治

香附　蘇梗　二陳　青皮　川朴　杏仁　苓瀉

寒濕挾滯互阻氣機窒脾

草果　川朴　只實　檳榔　建曲　陳皮　紫蘇　香附　半夏

寒濕聚於中焦治以辛通

吳萸　丁香　蓽澄茄　蘇梗　香附　半夏　陳皮　只實　檳榔　建曲

濕阻　濕痰　寒濕　腰痛　一

寒濕互阻脾陽衰餒

益智仁 木香 肉果 川朴 吳萸 建曲 紫蘇 香附 大腹皮

寒濕凝聚腹痛止作不常治以辛通

吳萸 丁香 蓽澄茄 桂枝 陳皮 良姜 香附

濕邪挾勞倦並發為腰痛

豆卷 秦艽 川斷 半夏 桑枝

防己 當歸 杜仲 陳皮 絲瓜絡

濕痰痺絡中焦窒痺

蘇子 萊菔子 白芥子 薤白頭 半夏 陳皮 青皮 香附 枳殼

濕邪入于血分蒸為瘡瘍

茅朮　黃柏　知母　桑叶　丹皮　赤芍　黑梔　地膚子　苧麻

重

濕邪病宜得汗不透乃過丁解轉重

前胡　豆豉　川朴　杏仁　蘇梗　荊芥　半夏　陳皮　枳實

骨痛畧減仍從養血化濕利痰

當歸　川斷　杜仲　防己　羌活　桑枝　茅子　柏子　白芥子

四肢浮腫畧減而小便尚黃還為限也

冬朮　豬茯苓　澤瀉　大腹皮　半陳　川斛　焦穀芽

寒濕阻滯脾胃陽[illegible]衰

濕邪　濕痰　寒濕　腿痛　浮腫　疝氣

二

川朴 草果 防己 只殼 連翹 半陳 米仁 穀芽

寒濕入于厥少為疝氣

桂枝 紫蘇 茴香 橘核 荔枝核 青皮 胡芦巴 荊防

形寒未罷風寒未散

桂枝 紫蘇 豆卷 荊防 蔻子 半陳 只殼 連翹

諸恙安而舌心不化是濕尚阻也

蒼白朮 茯苓皮 青陳皮 半夏 米仁 穀芽

寒濕夾滯阻氣

紫蘇 厚朴 杏仁 生香附 枳殼 連翹 大腹皮 青陳皮

溼滯不化脾陽不運
肉果 猪苓 苓瀉 青陳皮 只殼 川朴 益智仁

形寒得解而舌苔尚白此風寒化而溼滯阻也
蘇朴 荆芥 半陳 只殼 赤苓 青皮 建曲

舌白渴化而足股尚腫溼未盡也
焦朮 猪苓 苓瀉 五加皮 大腹皮 半夏 青陳皮

發熱逐病加以嘔吐寒溼凝聚治以溫通
吳萸 川朴 蘇杏 半陳 香附 只殼 建曲

發熱後遍体浮腫咳嗽氣急此風水相搏也脾肺合病治难兼顧

溼邪 溼瘧 寒溼 腰痛 浮腫 疝氣 三

五子五皮飲加　猪苓　澤瀉

四肢浮腫不能食已，良由氣虛。

黄芪　桂枝　苓皮　五加皮　半夏　陳皮　白芍　米仁　生穀芽

瘡稍發而搔不透，氣瘀面浮，防喘變。

前胡　葶藶　蘇子　桑叶　吉梗　芸蔴　地膚子　苓茄皮　桑根皮

浮腫暑濕而氣急不已，小水不利，此病淹纏，增喘可虞。

猪苓　澤瀉　桑皮　地骨皮　五加皮　杏仁　腹絨　土貝　生朮　菔子

溼痰互阻，治以泄化。

三子　杏仁　象貝　橘紅　姜皮　米仁　赤苓

原書此處缺葉

痺痛未曾增剥而舌反白膩濕邪頗重

茅术 川柏 防風 豆卷 秦艽 絲瓜絡 桑枝 油松節

舌苔轉白厚濕邪泛濫也

茯苓 二陳 米仁 穀芽

陰火暑降而濕毒萃聚宜內外兼治

鮮生地 知柏 赤芍 梔丹 銀花 草節 炙枇杷

舌苔微黃濕邪有化熱之機大便維艱

二术 苓陽 半陳 蘇子 杏仁 米仁

肝脾氣痞腹脹足腫防成中滿

溼邪 溼痰 寒溼 腰痛 浮腫 疝氣 腹滿 四

雞金散　生茄皮　茶皮　青陳皮　紫蘇　香附

濕邪竟不全化再投分滲

四苓　當歸　半夏　蔻子　生首烏　青麟丸

濕熱夾痰毒蘊經絡少陽治以溫膽

竹茹　半夏　陳皮　只殼　茯神　米仁　三子

濕毒重而血分頗熱亟宜陽丸並進

鮮生地　黄柏　梔丹　赤芍　銀花　土貝　人中黄　人中白

舌不化黄濕熱尚阻

茅朮　草果　藿梗　半夏　青陳　米仁　穀芽

原書此處缺葉

肉桂 三子 二陳 蔻仁 米仁 穀芽

風邪散而濕痰尚阻

三子 二陳 藿香 羌活 只殼 畫 澤瀉

濕得涵清治以分清

萆薢 豬苓 琥珀 草梢 川連 黃柏 丹皮 通草

素有肝氣現在寒濕互阻腹鬧便泄若嵦踈利

香蘇 川朴 半夏 青陳 建曲 腹皮 荷叶 佛手

中焦不通濕邪阻氣

川朴 半陳 冬瓜皮 米仁 只殼 澤瀉 穀芽 佛手

溼邪 溼痰 寒溼 腰痛 浮腫 腹滿 疝氣 六

發熱退而胸膺尚痛濕滯尚阻氣分

藿蘇　半朴　青陳　荊防　蔻滑　荷葉　佛手

濕熱漸化氣分不利

竹茹　姜汁　半夏　青陳　只殼　苓滑　佛手

舌苔轉黃漸化熱矣

厚朴　半陳　苓滑　竹茹　只實　建曲　佛手

寒濕滯互阻中焦姑與疏利

蘇梗　香附　青陳　只曲　半腹　烏藥　佛手

浮腫自下而上防其入腹

防己 茯苓皮 桂木 猪苓 青皮 冬瓜皮 澤瀉

風濕相搏而足肢浮腫防其入腹增喘

防己 秦艽 蘇子 苓皮 白杏仁

防風 豆卷 葶藶子 茄皮

傷于濕者下先受之今浮腫自下而上濕頭重也

蒼朮 茄皮 苓皮 冬瓜皮 陳皮 穀芽 米仁 桑枝 威靈仙

病下止而濕邪不走濕滯尚阻氣分

豆卷 荊防 青蘇 只曲 青陳 佛手

濕邪化而陽氣漸通祇宜疏利氣分

溼邪 溼痰 寒溼 腰痛 浮腫 腹滿 疝氣

七

香苏　半陈　青蒿　肉果　米仁　谷芽　佛手

邪滞渐化只宜和胃化湿

北秫米　紫菀　青皮　只壳　米仁

半夏　香附　陈皮　佛手　谷芽

寒湿挟痰互阻中焦

草果　枳实　建曲　半夏　莱卜子

川朴　槟榔　茱萸　陈皮

湿热究未全清气分不能全舒

厚朴　苏佛　砂曲　青陈　丁香　米仁

暑濕被新寒所束寒戰發熱無汗發〻瘧氣已涉二日
舌苔滿白始與疏散
桂枝　荊芥　紫蘇　荔枝核　青皮　藿香
豆卷　防風　桔梗　小茴香　枳殼　荷葉
停痰與瘧氣俱發暑溼新凉互阻也
桂枝　荊芥　桔梗　藿香　枳實　荷葉
紫蘇　防風　荔枝核　小茴香　建曲
濕痰阻聚氣機不調
三子　半夏　川朴　豬苓　苓皮　沉香曲
溼邪　溼痰　寒溼　脘痛　浮腫　腹滿　瘧氣

八

由發瘡而起便血今血止後面部四肢浮腫早晨氣急防其增喘

细生地　蘇子　桑皮　茯苓皮　炙橘皮

葶藶子　杏仁　地骨皮　五加皮　青皮

濕熱尚蒸痰氣不利浮腫自下而上脘腹中滿

竹茹　半夏　公丁香　茯苓皮　蘇子

只殼　陳皮　五加皮　生香附

濕熱挾痰氣不平

旋覆　半夏　公丁香　柿蒂　焦米仁

代赭石　陳皮　五茄皮　佛手　焦穀芽

因於濕首如裹

佩蘭 杏仁 陳皮 紫蘇 建曲

川朴 半夏 生姜 荊芥

濕熱久困脾土所以遍體浮腫之候驟[illegible][illegible]陳

血不周脈頭眩舌苔黃膩姑擬潑式之方

黃連 青皮 桂皮 側柏葉 茯苓皮

地榆 烏藥 黑梔 五加皮 陳棕櫚皮

寒濕夾滯互阻腹鳴泄瀉防其變利

草果 川朴 木香 枳實 神曲 蘇藿 香附 澤瀉

溼邪 溼疾 寒溼 腰痛 浮腫 腹滿 疝氣

九

脾被肝尅，腹笥膨脹，已經臍凸，延今旬日，恐成中滿。將境內經驟脹屬土倣治

小溫中丸　五加皮　大腹皮　春砂仁　沉香

冬瓜皮　茯苓皮　陳香櫞皮　雞內金　楂肉

溼滯化而氣分尚不和，治再擬疏利

嫩蘇梗　苡仁　枳殼　青皮　[illegible]

生香附　大腹皮　沉香曲　陳皮　佛手

肝脾病

肝陰虛而肝陽易升而氣机不利

首烏 女貞 棗仁 茯神 黄菊 夕利 麦冬 陳皮 石决明

诸恙漸安而右目又發赤肝火挾風邪上乘也

桑叶 丹皮 夕利 石决明 黄菊 滁菊 連翘 青陳皮

病退而虛肝氣時發

生白芍 旋覆花 代赭石 青陳皮 归当 焦穀芽

尿血久之不已此腎陰虛也

生地 龟版 知母 黄柏 小薊 琥珀 血餘炒 生草 黑梔 白螺螄壳

肝氣 肝火 尿血 肝虛 濕火 一

尿血二年之久，並溺管作痛，理之不易

大補陰丸　阿膠　小薊　草梢

二年尿血，今溺管作痛，擬補泄並施

熟地　知母　西血珀　小薊　生草梢

龜膠（蛤粉炒）　黃柏　阿膠　淮膝

肝經風熱滲泄

羚角　桑丹　石決明　滁菊　冬刺　牛蒡　連翹　竹茹

濕火挾肝陽上升

姜竹茹　姜半夏　陳皮　羚羊角　石決明　黃甘菊　白蒺藜　硃茯神　靈磁石

澤瀉

溼热下注为尿血

導赤散　琥珀　金沙　山梔　丹皮　赤芍　小蓟

溼火肝陽不平治以苦泄

川連　羚羊角　蔓荊子　磁石　茯神　連翘　甘菊　滁菊　丹皮

外感化而肝陰虛肝氣流絡

首烏　全當归　杜仲　淮牛膝　鴨血炙絲瓜絡　覆花　新絳　青葱

溼热下注由白带而轉血淋

琥珀　川木通　淡竹叶　細生地　生甘草梢　海金沙　小蓟　萆薢　梔丹

溼火漸化肝陽不平直宜清養

肝氣　肝火　尿血　肝热　溼火　血淋　二

首烏 女貞 白芍 羚羊 石決 菊藤 半夏 竹茹

氣絡失調肝經血不養筋也

原生地 穭豆衣 杜斷 青陳皮 當歸 香附 鴨血炙絲瓜絡

肝陰虛肝陽上升

首烏 石決 磁石 菊藤 茯神 半夏 杏仁 竹茹

左脇痛肝絡痛也防其失血

三物旋覆湯 青皮 橘絡 絲瓜絡 穭豆衣

陰火上炎重補不宜

洋參 沙參 鮮生地 花粉 知母 川貝 杏仁 蘆根 旱蓮

脇痛得止而二便皆熱舌質較紅裏熱甚也

竹茹 淡芩 梔丹 連翹 滑石 通草 蘆根

血絡失調肋脇作痛擬以利氣養血

三物旋覆湯 歸芍 青陳皮 絲瓜絡 杜斷

形凜氣窒此肝氣挾新感所致

蘇梗 香附 杏仁 荊防 吳萸 建曲 陳皮 腹皮

血虛不能養絡所以脇痛

生地 當歸 旋覆 橘絡 絲瓜絡 青皮 川貝 女貞 旱蓮

內風搖動挾痰互阻

肝氣 肝火 尿血 肝熱 溼火 血淋 脇痛 肝風三

三子　指迷茯苓丸　羚羊角　天麻　三角胡麻　龍齒

腎陰虛而肝火不靜

熟地　龜板　知柏　石決　龍齒　蒺藜　茯神　磁石

血淋之後氣虛下陷而有足痿陰虛並甚

黃芪　歸芍　杜斷　蘇子　沙蒺　貝　枸杞

肝經熱而風邪阻令又新感風寒

桑叶　蒺藜　滁菊　甘菊　荊防　丹荊　石決明　牛蒡

肝陽暑乎外風易襲擬養陰中兼泄散

原地　茯神　磁石　羚羊　天麻　桑叶　菊花　蒺藜　石決　藿梗　荷叶

肝陽不平外風引動內風

羚決 桑菊 米蒺 柴苓 風化硝 荷叶

肝陽未平痰火不清

羚決 蒺菊 礞石 硃茯神 竹茹 薏仁

先經白濁繼以血淋延今五月之久殊非細事

琥珀 細地 赤苓 木通 竹葉 草梢 金沙 小薊 萆薢 丹皮 山梔

肝陽痰火未平

首烏 羚羊 桑叶 丹皮 甘菊 蒺藜 石決明 茯神 磁石

肝陰虛肝陽易升肝風內擾

肝氣 肝火 尿血 肝扗 溼火 血淋脇痛 肝風 四

首烏　棗仁　石決明　白蒺藜　半夏
女貞子　茯神　黃甘菊　靈磁石　陳皮
肝陽上升風邪外襲為偏頭痛目疾久恐傷目
羚羊角　丹皮　黃甘菊　蛇蛻　石決明
霜桑叶　蒺藜　炒牛蒡　目賊草　薄荷葉
病退裏熱未清肝陽不平
金石斛　石決明　茯神　黑梔　佛手
竹茹　杭甘菊　白芍　丹皮
風邪深受乃于肝經為目痒流淚

桑葉　滁菊　蔻藜　連翹　鮮荷葉
丹皮　甘菊　石決明　牛蒡

溼火復聚再投清化
青麟丸　防風　丹皮　赤芍　桑葉
大豆卷　防己　黑梔　山豆根　土茯苓

心與小腸相表裏心火與小相火並旺
羚羊角　連翹　生甘草　川柏　竹葉
元參心　細生地　硃茯神　知母　燈心

新風寒雖化而溼熱頭重肝陽易動

肝氣風火溼熱　尿血　血淋　脇痛

五

川朴　紫菀　半夏　桑葉　甘菊　石決明
杏仁　香附　陳皮　蒺藜　丹皮
濕火漸洩宜參清營
鮮生地　黃芩　知母　當歸　土茯苓　銀花
川連　黃柏　丹皮　黑梔　山豆根
肝陽略平而右手無名指麻木此肝風挾痰流絡也
擬前方合指迷茯苓丸
首烏　棗仁　茯苓　西洋參　硃連翹心
女貞　杞子　風化硝　白芍　硃天冬

肝陽痰火上升治以洩降

龍胆艸　石決明　白蒺藜　連翹　桑葉

羚羊角　黃甘菊　蔓荊子　薄荷　丹皮

濕火鬱蒸發為目赤方是去路

羚羊角　桑葉　甘菊　石決明　牛蒡

鮮生地　蒺藜　滁菊　蜜蒙花　蟬衣

風邪襲于肺俞穴加以肝陽易升

桂枝　甘艸　紅棗　蒺藜　桑葉

白芍　干姜　甘菊　石決明

肝陽風火氣並溢尿血血淋　脇痛目

六

邵杏泉醫案

肝胃症

胃寒肝逆治以辛通

吴萸 丁香 蓽澄茄 半夏 青陳皮 高良姜 生香附 沉香麯

胃寒似作肝逆未平

吴萸 澄茄 荔核 製附 青皮 陳皮 归身 白芍

胃陽署振肝脾不洽

吴萸 益智 归身 冬瓜皮 陳皮

丁香 [illegible] 白芍 青皮

肝胃症 肝脾不和 痰飲 腹膨 痰氣

陽氣不通肝脾氣病

上肉桂心 吴萸 良姜 沉香汁 乌附 肉果 藿茹 枳壳 青皮

胃寒肝逆痰飲凝聚

吴萸 苏子 菔子 芥子 半夏 青陈皮 枳壳 乌附

肝胃不調脘痞腹膨姑与疏利

鷄内金 香櫞皮 砂仁末 苏梗 香附 沉香 归芍 青陈皮

肝脾不調氣滯互阻腹膨痛泄幾及經年殊难速逾

肉果 吴萸 木香 青陈皮 枸杞子 兎絲子 枳壳 建曲

痰氣互阻为胸悶

穗子　覆花　絲瓜絡　橘絡　川貝　青皮　桑皮　旱蓮

投扶正和脾似合，而大便尚溏

党參　於朮　益智　菟絲子　半陳　五加皮　茯苓

氣痞減而脘中時痛，肝脾不調也

烏龍丸　當歸　青陳皮　紫蘇　香附

寒邪挾滯互阻為脘痛

川朴　木香　只曲　檳榔　紫菀　香附　青陳皮

腹膨不減，肝脾不調，宜參健養

於朮　茯苓　茯皮　冬瓜皮　雞金　益智　香櫞皮　腹皮　沉香　砂仁

肝胃

肝脾　痰飲　痰氣　腹膨　脘痛

二

投溫養似合當參健脾
理中湯去姜炒 四神丸 雞金散
肝陽衰 傷食 難運化
理中湯去姜炒 四神丸 木香 青皮 枸杞 菟絲子
冷痰飲以觀音應夢丸主方
党參四乙 胡蘆巴一錢 製附子 歸身 枸杞 玉竹 蘇子 橘貝
寒濕凝聚為胃脘痛
九香蟲 杜仲 車前子 吳萸 丁香 蓽澄茄 歸芍 青陳皮
氣滯互阻肝胃不調

香苏 半陈 吴萸 丁香 砂仁 吴萸 建曲

胃寒肝逆為脘痛 治以温通

肉桂 吴萸 丁香 澄茄 青陈皮 香苏 建曲

少腹痛而上泛清水 胃寒而厥少皆病也

烏龍丸 吴萸 归身 茴香 青陈

脾陽暑振而易于停滞

孫参 木香 姜皮 青陈 茯皮 沉香 归当

脘中復痛 口中作苦 姑与烏龍

九气丸 杜仲 車前子 归当 青陈 梔丹 吴萸

肝胃 肝脾 痰飲 痰氣 腹脹 脘痛 腹痛 腹滿 三

病延日久先起腹膨已經臍凸現在面部浮腫中滿已成理之棘手

雞金散　益智　苓皮　茄皮　青陳皮

寒滯互阻脘痛偏右牽与臍刺

川朴　炒果　香蘇　復花　青陳　吳萸　建曲

氣滯互阻肝脾不調

益智　肉果　半夏　青陳　香蘇　只殼　建曲　砂仁

肝脾不調濕邪內阻

四苓去朮　川朴　香蘇　青陳　只殼　建曲　延胡索

脘痛上向口中作苦
金石斛 溫膽湯 白芍 青陳
胃寒肝逆中脘作痛
吳萸 丁香 蓽澄茄 香蘇 青陳 良姜 建曲
大便難通脘中尚不舒展
香蘇 查朴 烏藥 蔻仁 陳皮 良姜 沉香曲 青皮
中脘作痛風邪夾滯未盡
吳萸 香蘇 查朴 良姜 建曲 陳皮 木香
肝脾不調寒滯互阻

肝胃 肝脾 痰飲 痰氣 腹膨 腹滿 腹痛 脘痛 四

吴萸 益智 冬术 木香 枳壳 青陈 厚朴 沉香曲

胃寒肝逆脘痛年餘

吴萸 丁香 荜澄茄 良姜 香附 青陈 乌龙丸

胃寒肝逆湿痰阻中

吴萸 丁香 荜澄茄 良姜 香附 二陈 三子

脘痛得止而牙龈作痛殊难兼顾

香苏 青陈 半夏 枳壳 苍厚

得食则痛脚有积滞不清

鸡金散 香苏 枳壳 木香 建曲

血虚氣滯胃裏肝也
吴萸 香附 蘇梗 川朴 青陳 枳殼 建曲 艸果 佛手
腹痛不能全止有時作嘔係滯未化也
艸果 香附 檳榔 沉香曲 枳殼 麥芽 半夏 通艸 蘇葉 佛手
腹尚微痛過停僅息
豆卷 前胡 秦艽 桑枝 蔻殼 建曲 腹皮 青陳
頭痛止而腹痛未已再擬疏利
肉果 豆卷 川朴 香附 腹皮 青陳 只曲 蘇梗 荷葉 佛手
病後今始得食腹膨此肝脾不調也

肝胃 肝脾 痰飲 痰氣 腹脹 腹滿 脘腹痛

五

鷄金散 四神丸 苓皮 腹皮

瘧氣互阻濕邪留戀肝脾不調

三子 杏朴 鷄金 沉香 茯苓 茄皮 砂仁 香櫞皮

肝脾久久不調今又新受暑濕腹膨轉甚

以朴 香蘇 鷄金 砂仁 香櫞皮 腹皮 苓皮 蔻皮

濕食互阻得食則脹再投蹤散

以實 枳椰 木香 沉香 四味磨汁

以朴 蘇曲 半陳 茯苓 香附 藿香 佛手

胃寒肝逆濕滯内阻

吳萸 丁香 蓽茄 川朴 香附 陳皮 半夏 烏梅 蘇藿 佛手

肝胃濕熱內蒸

川連 竹茹 吳萸 半陳 赤苓 黑梔 北秫米

胃寒肝逆腹痛嘔吐

吳萸 丁香 蓽澄茄 炒果 川朴 香蘇 半陳 枳殼 佛手

血瘀氣滯自脘至少腹結痛

歸炭 姜炭 杜斷 香蘇 青陳 炒查 澤蘭

暑濕寒滯互阻腹脹氣痞治與疏導

炒果 川朴 枳殼 木香 建曲 半陳 香藿 荊防 蘇葉

肝胃 肝脾 痰飲 痰氣 腹脹 腹滿 脘腹痛

六

胃氣窒痹越經十年現在舉發

吴萸　丁香　蓽澄茄　淡蓯蓉　归当　沉香　青陈

舌苔頓化惟覺食難運化

鷄金　香櫞皮　砂仁　沉香　归当　香蘇　佛手

肝脾病腹痛引腰小溲癢痛脈數素有嗜好殊非細事

九香蟲　杜仲　車前　归当　參鬚　青陈　牛膝　佛手

肝脾不調治以疏利

香蘇　青陈　鷄金　砂仁　沉香　香櫞皮　佛手

寒滯互阻肝胃窒痺治以辛通

吳萸 丁香 蓽澄茄 香蘇 片曲 青陳 佛手

病後氣分不和脾胃不運

香蘇 青陳 片曲 米仁 穀芽 佛手

肝脾氣滯濡化

雞內金 沉香 只殼 半夏 青皮 佛手

陳香櫞皮 砂仁 建曲 半夏 木香 佛手

古昔濡化惟胃氣不甦

肉果 香蘇 半夏 青陳 米仁 穀芽 佛手

肝脾胃 痰飲 痰氣 腹滿臌脹 脘腹痛 腸紅 七

暑邪漸化肝脾未治

鷄内金　上沉香　半夏　青皮　苡米仁

陳香櫞皮　春砂仁　陳皮　佛手

還其頻化而舌起裂紋胃陰傷矣

竹茹　橘白　青皮　茯苓　通草

川石斛　只殼　米仁　穀芽

肝藏血脾統血今肝脾不調腸紅多左面目肝風抽掣

治以養血為主

首烏　歸身　女貞　甘菊　棗仁　茯神　天麻　陳皮　石決明

肝胃痰熱久羈

桑皮　馬兜鈴　白粳米　款冬花　瓜蔞仁

地骨皮　白杏仁　川貝　冬瓜子　生甘草

濕熱久羈脾胃困頓不宜遽補

竹茹　陳皮　只殼　米仁

半夏　茯苓　益智　佛手

按法減劑脾胃略甦素來脾虛尚能進補之候

金石斛　半夏　棗仁　佛手　石決明

竹茹　陳皮　茯神　白芍

肝脾胃　痰飲　痰氣　腹滿膨脹　脘腹痛　腸紅　八

濕熱勞倦久鬱遍體疼痛心中不舒

豆卷　防己　桑枝　姜皮　青皮　佛手

藿梗　防風　絲瓜絡　只殼　陳皮

二便漸利濕熱漸化

半夏　北秫米　谷芽　益智仁

陳皮　杏仁　只殼　佛手

脘痛引腰越經年餘擬烏龍主方

九香虫　川斷　吳萸　烏药　陳皮

杜仲　車前子　蓽澄茄　青皮

厥少之氣窒痺脘痛引腰不止

肉桂　杜仲　丁香　淡蓯蓉　歸身

九香蟲　車前　蓽澄茄　上沉香　白芍

氣機窒痺中脘不運姑擬疏利

紫蘇　青皮　[illegible]　川朴　荊芥

香附　陳皮　砂仁　建曲　佛手

肝厥夾痰治以開降

旋覆花　蘇梗　青皮　半夏　萊菔子

代赭石　香附　陳皮　白芥子

肝脾胃　痰氣飲　腹滿膨脹　脘腹痛　腸红　肝厥

九

大便溏泄脘痛引及少腹此肝胃之氣窒痹也

紫蘇　川朴　吴萸　青皮　大腹皮

香附　木香　小茴香　陳皮

風邪夾濕頭重左偏頭痛延及于右甚則作嘔此

肝邪犯胃也

吴萸　蔓荊子　桑葉　甘菊　陳皮

川連　石決明　蒺藜　半夏

卷下

邵杏泉先生醫案

卷二目録

邵杏泉醫案　許鐵山藏　俞壽田編抄

調經

胎前

產後

停經

子嗽

經動

抄前

陽虛

扶正和陽兼以潤氣

党參 沙參 胡蘆巴 玉竹 杞子 冬朮 柏仁 菟絲子 苓皮

舌根苔白厚中宮衰餒

附子 干姜 茅朮 冬朮 二陳 川斛 米仁 穀芽

脾陽漸振氣機漸利

四君去朮 茯皮 歸芍 桑 沉麯 棗仁 系椒皮

陽氣被濕所困舌白總不化居

附子 茅朮 干姜 草果 苓皮 梅半 枸杞 蔻殼

陽虛 氣虛 一

胃陽衰而飲痰易聚

吳萸 干姜 半夏 青陳 香蘇 蘇子 芥子

脾腎不攝陽氣衰餒

破故 鹿角霜 霞天曲 益智 肉果 五味 枸杞 蔻豆 青陳

陽氣得回議宜疏利氣分

香蘇 二陳 藿朴 赤苓 米仁 穀芽 佛手

午後但熱不寒退後膚冷如冰此陽氣虛也

桂枝 赤苓 炮姜 甘草 紅棗

肢冷略溫但必不復劇為吉

吳萸 桂枝 川朴 半陳 香附 東 澤瀉 大腹皮

陽氣全回，便洩亦止，祇宜理氣和胃

香蘇 半陳 秫米 蔻仁 米仁 穀芽 佛手

膚冷自汗，陽氣虛也，濕滯不化，尚宜溫通

桂枝 川朴 半陳 大腹 通[illegible]

濕未盡而陽氣餒，治以溫養

桂枝 益智 半陳 米仁 澤瀉 穀芽 佛手

正虛濕重，不耐暑熱

藿朴 香蘇 半陳 赤苓 米仁 枳殼 佛手 穀芽

陽虛 氣虛

二

濕邪留戀陽氣不通

桂枝 益智 豬苓 澤瀉 丁香 半夏 枳殼

積已而大便不爽脾陽已虧也

草果 木香 烏梅 青皮 蘇梗 佛手

諸恙向安宜參扶養

洋參 於朮 半夏 歸身 炙附 茯苓 砂仁

按東垣法氣息略平仍擬共治

參芪 朮陳 歸身 升柴 益智 木香 菟子 柏子

陽分不足脾氣不健

冬朮 肉果 智仁 乾薑 茯苓 澤瀉 半陳 五加皮

投溫通便泄得止仍從溫脾陽為治

草果 智仁 建曲 青皮 木香

肉果 只殼 腹皮 陳皮 澤瀉

屢投扶正和脾而無甚大效擬從脾腎治

煨肉果 補骨脂 枸杞子 炒焦霞天曲 刺猬皮

淡吴萸 五味子 菟絲子 象牙屑

病中下泄誤食寒冷致舌苔滿白表熱不揚殊恐

轉重 姑与溫通

陽虛 氣虛 脾腎

三

桂枝　川朴　枳實　建曲　陳皮　鮮荷葉

紫菀　草果　檳榔　半夏　藿梗

舌白不化，是濕阻而脾陽不運也

肉果　草果　益智　蔻殼　五苓去朮

諸恙漸減，惟氣機不已

香附　陳皮　歸身　佛手　通草

青皮　半夏　白芍　澤瀉

病後口渴，後延覺淡，此正氣虛也

烏賊骨　吳萸　牡蠣　半陳　苓皮　佛手　小茴香

病後正虛營衛不調
高麗參　桂枝　歸身　紅棗　陳皮　杏仁
於朮　白芍　秫米　半夏　茯苓
謹慎而安並藉扶養
參鬚　歸身　川石斛　米仁　佛手
陳皮　白芍　穀芽　杏仁
正氣虛而濕留戀治並清補兼施
高麗參　茅朮　歸身　杏仁
於朮　雞金散　白芍
陽虛　氣虛　脾腎
四

肝陽漸平惟氣分頗弱宜氣扶養

首烏　白芍　党參　半夏　白芥子

女貞　枣仁　於朮　陳皮

風邪散而未了虛擬玉屏風散

黃芪　於朮　陳皮　桔梗　杏仁

防風　半夏　茯神　桑白皮

擬補脾合宜氣扶己養胃

党參　黃芪　苓皮　半夏　米仁

於朮　防風　陳皮　穀芽

冬溫

冬溫發伏病形寒身熱不透頭痛特甚已涉七日殊恐逾候轉重

柴胡　防風　羌活　杏仁　貝母　連翹

前胡　荊芥　獨活　蔞仁　枳椰

冬溫發伏病熱六日身熱不透病前奪精邪伏陰分防重

桂枝　防風　紫菀　紫蘇　貝母

柴胡　荊芥　前胡　桔梗　連翹

冬溫病十日刺脇痛而熱欲欬不爽防其兩候昏陷

柴胡　前胡　桑葉　杏仁　象貝　橘紅　紫菀　桔梗　貝母　連翹

冬温蟄伏於肺

前胡 杏仁 防風 荊芥 紫菀 吉梗 桑白皮 馬兜鈴 桃仁 象貝

冬温蟄伏舌白身熱不透防逾候轉重

柴前 羌獨 只實 連翹 紫菀 吉梗 荊防

其逾候轉重

冬温春發病經六日形寒身熱不透二病前奪精神伏陰分防

桂枝 柴前 荊防 只實 檉柳 連翹 紫蘇 吉梗

冬温春發病蟄伏一候外防其内傳昏陷

柴前 羌獨 荊防 桑叶 杏仁 紫菀 吉梗

冬温春發病四日形寒身熱不盡病前房事精初伏陰分防其
一候轉重
桂枝 豆豉 荊防 桑叶 紫蘇 只殼 連翹 陳皮
冬温表發病五日發熱防其逾候轉重
紫前 荊防 枳實 連翹 紫蘇 桑叶 牛蒡
冬温春發形寒似瘧近增咳嗽邪從肺達為幸
紫前 荊防 羌活 紫蘇 紫菀 桔梗 桑叶 枳殼 連翹
冬温表發身熱而起而白痦與疏散
豆豉 前胡 荊防 紫蘇 桑叶 羌活 陳皮 只殼 連翹

冬温 風温 二

風溫新感溼毒深阻

知柏　淡芩　生地　青蒿　丹皮　紫苑　桔梗　赤苓　合黃　青麟丸

冬溫春發病十日舌津全缺脉象細弦此陰分大傷素有嗜好者

風動脫陷須防

羚羊角　鮮生地　豆豉　鮮霍斛　西洋參　硃連翹　辰燈心　生梔　桑皮　杏仁

風溫之邪未達病在腸胃

紫苑　前胡　桑皮　杏貝　枳殼　連翹

冬溫春發病將一候舌苔黃膩脉象濡數防其逾候轉重

紫芩　梔豉　荊防　枳實　連翹　竹茹

冬温表發病旬日身熱不退無汗不達防其邪蘊熱重

葱豉 荊防 紫蘇 枳實 連翹 青陳皮

風温新感發熱三日姑與疏散

豉前 紫蘇 荊防 只殼 連翹 陳皮 麥芽

風温病身熱退後而形寒未罷其邪尚逗留陰分

桂枝 紫蘇 荊防 前胡 陳皮 只殼 連翹

風邪深受形寒熱不透姑從疏達

敗毒散 苑吉 只殼 連曲

風温病一候胷次隱有紅疹不透防其逾候化燥

冬温 風温 風疹 風病 三

乾浮萍　豉前　桑叶　牛蒡　荊防　蟬衣　只曲

血少素而風邪感受欲發風疹不透

豉前　荊防　桑叶　牛蒡　蟬衣　吉梗　紫蘇　丹皮

風溫阻肺發熱咳嗽三月先經咯血肺胃熱也

豉前　桑皮　杏防　桔貝　款冬　冬瓜子

風溫病發為風病未透極宜疏風

浮萍　蘇前　荊防　桑葉　牛蒡　白毛吉梗　只曲　西河柳

風溫新感發熱不透始與疏散

豉前　荊防　蘇杏　桑葉　只殼　建曲

風溫襲肺食滯阻中
菀桔 前杏 桑皮 青陳 貝母 建曲

風溫病初起三日發熱不退姑與疏散
豆卷 蘇前 荊防 羌獨 只實 檳榔 建曲

風濕勞倦並發遍體疼痛咳嗽
豆卷錢 防風錢 前胡錢 杏仁三 橘紅二
防己錢 秦艽錢 桑皮錢 象貝錢 款冬三

風病後溫邪不盡
荊防 蘇前 桑皮 青陳 豆豉 杏仁 建曲

冬溫 風溫 風疹 風病 四

風溫漸化勞倦不復

豆卷　防風　秦艽　杏仁　薏仁　只殼　建曲

風溫阻滯於肺胃發熱不退治與疏散

豉　前　荊　防　蘇杏　象貝　只殼　桑葉　桔仁

風溫挾濕熱病四日（發熱）莫之遺退積治宜兼顧

豆卷　荊防　前胡　紫藿　豬苓　澤瀉　枳殼　建曲

風溫發于肺表治以泄散

前苑　桑葉　杏貝　桔吉　款冬　冬瓜子

風溫襲肺已經化熱

桑皮　蟬衣　杏貝　桔吉　前胡　蘇子　薑皮

風溫病發熱三日脈浮數姑與疏散

豆卷　前胡　羌活　桔梗　牛蒡　連翹

荊防　紫苏　桑葉　紫苑　只實

風溫濕滯互阻姑與疏散

蘇前　豆卷　荊防　六陳　枳實　連翹

風溫挾濕挾病熱四日舌苔已黃脈象濡數防其一變

轉重

豆卷　前胡　荊防　羌獨　只實　桔梗　連翹　杏桑　蘇藿

冬溫　風溫　風疹　風痳

五

溫症

溫邪九日舌苔轉黃泛嘔邪將化熱而候防重

柴胡 枳殼 淡芩 竹茹 桑葉 牛蒡 紫菀 吉梗

身熱漸止只宜清化

青蒿 丹皮 竹茹 桑皮 象貝 杏仁 橘紅 款冬花 冬瓜子

溫邪病熱三月

素病淋濁近則新感溫邪曾經發熱始從疏散清利

紫蘇 防風 竹葉 萆薢 赤苓皮

荊芥 木通 川朴 澤瀉

表熱退而裏熱未清

桑皮　地骨皮　竹茹　瓜蔞皮　象貝　橘紅　紫菀　枇杷　桔梗

溫邪久鬱營熱不透舌尖已絳防重

枇杷　前胡　羌防　桑皮　只殼　連翹　紫蘇

身熱未退但餘邪未盡尚恐反復

前胡　荊防　紫菀　只殼　連翹　杏仁　紫菀　桔梗

身熱退而不盡咳嗽畧減仍從泄肺

桑叶　丹皮　青蒿　枇杷　杏仁　象貝　款冬花　桔梗　冬瓜子

溫邪襲於肺表為咳嗽

前胡 紫菀 吉梗 桑皮 枇杷 杏仁 桶仁 象贝 款冬 冬瓜子

温邪病旨得汗不透 夜过一夜转重

柴胡 豆豉 川朴 杏仁 紫苏 荆芥 半夏 陈皮 枳实

温邪袭于肺表为咳嗽

前胡 紫菀 防风 吉梗 元参 甘草 土贝 款冬 冬瓜子

温邪新感 袭于肺表 形寒咳嗽

前胡 紫菀 吉梗 桑皮 枇杷 杏仁 象贝 款冬 冬瓜子

温邪被新寒所束 形寒 发热不透 治与疏散

淡豆豉 前胡 荆芥 防风 紫苏 枳实 连翘 桑叶 陈皮

温症

二

溫邪鬱遏營熱三日舌紅咽痛防成喉風

前胡 豆豉 荊防 元參 吉梗 貝 馬勃 牛蒡 只實 桃仁杏

溫邪夾滯為營熱

桂枝 前胡 紫蘇 荊防 只實 楂柳 建麯 連翹

溫邪寒滯互阻營熱舌苔白厚

豉 前 荊芥 桔梗 楂柳 青陳皮 紫蘇 連翹

身熱退而嘔噁不平

吳萸 紫蘇 香附 青陳皮 枳殼 佛手 蔻仁

溫邪與寒邪互阻淋濁與疝氣俱來治宜兼顧

桂枝 茅朮 猪苓 苓皮 澤瀉 海金沙 萆薢 楝核 小茴

溫邪挟滯身熱三日腹痛便溏舌白

豆豉 前胡 荊防 蘇朴 枳實 檉柳 連喬

溫邪被新寒所束發熱頭痛咳嗽姑与疏散

豆豉 前胡 荊防 桑叶 杏苑 只吉 連喬

身熱退而不盡舌苔仍黄大便不行

麻仁丸 梔豉 只實 全瓜蔞 竹茹 陳皮 腹皮 連喬

溫邪病熱退不盡舌苔尚白已將兩旬防变

柴前 苑吉 桑叶 杏仁 牛蒡 枳殼 連喬

溫症

三

溫邪夾食病五日身熱不退防其痙厥輕重
豉 前 荊防 羌獨 只實 建曲 佳查 麥芽 蔻吉 檳榔
身熱退而大便通只宜疏利氣分
苏梗 香附 蔞 建曲 青陳皮 青蒿 半夏 澤瀉
溫邪病一候舌苔尚白大便溏泄防其痙厥轉重
柴前 羌獨 荊防 紫苏 只實 檳榔 建曲
溫邪病熱四日身熱而手指冷痛前遺泄邪伏陰分防重
桂枝木 豆豉 苏前 荊防 只實 檳榔 建曲 陳皮
溫邪病五日身熱不退咽中痛防其痙厥致重

柴前　吉防　桑叶　牛蒡　杏貝　馬勃　人中黄

温邪夾食病半月身熱盛裏大便不行舌白脉数防轉重

柴胡　秦艽　焦查　防風　川朴　枳實檳榔木香沉香四味磨冲

温邪病身熱旬日舌白脉濡勢防轉重

敗毒散　紫蘇　只殼　連翹　桔梗

温邪久久鬱伏先經咳嗽陡見黄痰粘涎傷肺

前胡　吉貝　荊防　只殼　連翹　桃仁　杏仁　款冬　冬瓜子

温邪久鬱發熱半月餘腹痛便泄舌黄質紅

細地　豉蘇　柴芩　枳實　木香　青陳皮　大腹皮　荊防

温病　の

病八日寒熱尚是交爭口中泛甜味痰不爽溫邪濕滯互阻防重

北柴胡　秦艽　荊芥　姜半夏　紫蘇　枳殼

大豆卷　桑枝　防風　陳皮　川朴　紅佩蘭葉

溫邪久鬱發熱旬日無汗不達防其痙厥轉重

紫蘇　歸身　苑杏　桑葉　杏貝　枳殼　桃仁

身熱寢而不退無汗不達已浹旬餘尚恐其重

豆卷　蘇荊　荊防　只殼　連翹　楝貝

溫邪病七日舌黃脈數身熱無汗防過一候昏陷不可忽視

紫蘇　梔芩　荊防　只實　檳榔　姜竹茹　連翹

身熱退而未盡 腹仍微痛 邪滯未盡

青蒿 荷梗 只殼 連翹 腹皮 生薑 防風 青陳皮

身熱退 肢倦痠軟

豆卷 厚朴 赤芍 絲瓜絡 只殼 連翹 廣陳 赤苓

溫邪鬱伏于少陽之所 寒熱二十餘日不已 姑與和解

柴芩 桑丹 只殼 連翹 苓隔 通草

身熱退盡 腹尚微痛 邪滯化不盡也

豆豉 荷梗 香附 楂果 只殼 連翹 青陳皮

溫邪濕滯互阻 發熱三日 腹痛便泄 姑與疏利

溫病

五

蘇朴 荊防 草果 木香 只實 建曲 陳皮

溫邪久鬱形寒發熱已涉月雖得汗不退咯痰不利老年防變

柴胡 香蘇 荊防 半夏 陳皮 只殼 建曲

溫邪夾濕病表熱不揚脈象濡小舌白已涉旬餘防其昏陷

桂枝 荊防 蘇朴 只殼 建曲 蒼朮

溫邪新感咳嗽復劇

前胡 桑皮 兜鈴 象貝 橘半 桔梗 款冬 冬瓜子

形寒發熱不已營衛不調

桂枝 黄芩 归身 苏子 杏贝 苑吉 橘红

温邪本未尽微又受新寒治与温散

桂枝 苏朴 荆防 橘半 吴萸 建曲

温邪袭于肺表咳嗽气急治与泄散

前苑 杏吉 桑皮 枇杷 苏子 橘贝 款冬 冬瓜子

湿热挟温邪久郁发为黄疸身热不退脉数舌心红防

其化火劫阴亟宜汤丸并进

柴胡 豆卷 茵陈 猪苓 苓皮 泽泻 吴萸 枳椇 丹栀

现在表热退而脉数不静尚恐复热

温病 六

青蒿　淡芩　竹茹　蒡子　半陳　山查　赤苓

溫邪病七日身熱形寒舌苔膩黃脈象濡數防過
一候轉重

柴胡　豆卷　荊防　蒡朴　羌活　只實　檳榔　建曲

溫邪病後失調姑與清養

澤瀉　竹茹　蒿丹　青陳　米仁　穀芽　通草

溫邪病起九日身熱有汗不解舌苔根膩白咳嗽不爽
防其兩候轉重

豉前　菀桔　荊防　蘇朴　桂枝　杏仁　辰麥

温邪病九日身热不退舌苔糙黄大便不行防其化燥
內傳
黑豆 麻仁丸 杏仁 桑叶 牛蒡 蝉衣 苑杏 石膏

風温病五日身热咳嗽防其逾候转重
豉 前 苏杏 桑皮 兜铃 桔梗 枳壳 连翘

温邪病热三日身热舌白脉数姑与疏散
豉 苏 荆防 牛蒡 连翘 桔杏 桑叶

温邪病五日身热有汗不解舌苔黄边白心红脉象滑数防一候
化燥劫阴

温病

七

四逆散 梔豉 桑葉 丹皮 牛蒡 桔梗

溫邪病熱十日未將轉重未可忽視

紫蘇 豉梔 荊防 菀杏 只實 連翹

溫邪病身熱六日舌苔黃脈濡數防大俞逆氣轉重

柴胡 梔豉 溫膽 荊防 連翹

身熱退而降氣不復

細地 歸芍 蒡子 杏涂 木瓜 杏仁 穀芽

溫邪病八日舌質紅肆澀不亮曾經昏厥防過一氣昏陷

柴芩 梔豉 桑葉 牛蒡 丹皮 赤芍 連翹 竹茹

温邪病十二日热不退 咳嗽不爽 舌质红 脉濡数 邪将
化火 防其两候昏陷
柴胡 黑栀 芩 桑叶 牛蒡 苦桔 只壳 竹茹
温邪新感发热不透 初起三日 拟与疏散
豉 前 姜苏 荆防 桔半 只壳 建曲
温邪发热又感新风
前胡 荆防 温胆 桑叶 丹皮 犀角
温邪病四日无汗 防踰候内传
败毒散 枳曲 苍河

温症 附鼻渊

八

溫邪病五日 身熱不退 舌苔轉黃 防其逆傳轉重

黃芩 梔皮 連翹 溫膽湯

風邪溫熱襲于腸胃 為咳嗽鼻淵

桑皮 前杏 牛蒡 辛夷 白芷 桔貝 紫菀

溫邪病起三日 發熱無汗 擬與踈散

豉前 荊防 蘇葉 只實 桔梗 建曲

咳嗽得減 鼻淵不淨 而舌質頭紅 伏熱未楚也

瀉白散 辛夷 梔丹 連翹 淡芩

身熱不退 病起四日 防其逆傳轉重

敗毒散 枳實 連翹 大腹皮

温邪化而餘熱未清

芦根 知母 花粉 竹茹 連翹 薄荷 芩竹 梔丹

温邪夾濕食滯初起三日形寒未透宜与疏散

豉 前 荊防 蒼朴 只實 枳椇 連翹 橘半

温邪病胸悶無汗不透舌黄脉數防其病轉重

敗毒散 豉梔 淡芩 竹茹 只實 枳椇

温邪病八日發斑色紫不透舌黄心剝脉濡數神識不清夜有譫語防其病轉昏陷

温症 附鼻淵 發斑

九

紫斑 細地 桑叶 牛蒡 蟬衣 丹赤芍 硃燈心 青黛

病九日斑色漸淡舌質不甚絳脈仍濡數尤防邪氣昏陷

黑膏 前胡 蘇吉 丹芍 桑葉 牛蒡 蟬衣 枳曲

斑數淡而身熱減惟大便不行尚要小心

黑膏 葛丹 桑叶 杏吉 枳實 薏仁 麻仁

溫邪夾濕病發熱四日不透姑與疏散

豆卷 前胡 荊防 蘇朴 枳實 檉柳 建曲 炒查 麥芽

溫邪鬱遏形凜不透姑與疏散

香蘇 青陳 半夏 枳殼 建曲 苡仁 穀芽

温邪病六日，身热不退，腿臂筋掣，步履时痛，防其痉厥转重

柴葛　豆卷　淡芩　竹茹　枳壳　连翘　桑枝　秦艽　丝瓜络

温邪病十日，身热黄疸，舌苔尚白，脉象尚濡，防两候转重

柴胡　枳殻　茵陈四苓去术　杏朴　枳椇　连翘

温邪病身热不透，已浃四日，舌苔白，便泄，防重

豆卷　苏藿　荆防　川朴　炒果　枳椇　连翘

身热不退，病热四日，舌苔暑化，始与疏散

豆卷　前胡　苏藿　荆防　炒果　杏　只实　荷叶

温痉　附鼻渊　发斑　疹瘄

十

濕邪化熱腹痛便閉

竹茹 杏仁 瓜蔞 青陳 佛手 藿梗 赤苓 通草

淋濁不必加以自導淵皆濕熱病也

茅朮 豬苓 澤瀉 車前 白芷 川芎 萆薢 米仁 海金沙

白痦漸退舌紅而淡只宜清化

桑葉 丹皮 竹茹 消朴 黑梔 通草 荷叶

身熱退而脉數不靜舌苔不化仍恐復起

青蒿 淡芩 竹茹 枳殼 建曲 赤苓 藿梗 荷叶

病熱退但脉數不靜尚恐復起

病一候表熱退但脈數不靜尚恐復熱

青蒿　枳實　降香　半夏　佛手

豆卷　蔻仁　通草　陳皮　荷葉

病九日汗不出便不通恐防邪熱内傳昏陷

陳香薷　黑梔　杏仁　羌活　枳實

淡豆豉　佩蘭　麥仁　藿蘇　荷葉

熱退後氣分不利口中作渴肺胃伏熱

炒淡芩　蘇梗　青皮　枳殼　赤苓

竹茹　香附　陳皮　佛手　降香

溫症　黃斑　痧瘄　鼻淵　伏暑

十

病後五日身熱得汗不退防其逆解昏變

柴胡　羌活　荊芥　枳殼　建曲　澤瀉

前胡　獨活　防風　檉柳　赤苓　荷藿

伏暑病五日身熱泛噁舌質光紅防其一解化火昏變

柴胡　荊芥　黑梔　枳殼　半夏

豆豉　防風　淡芩　竹茹　陳皮

伏暑病九日身熱舌苔尚白防其兩解內傳昏陷未可忽視

柴胡　豆卷　防風　藿梗　檉柳　澤瀉

葛根　荊芥　紫蘇　枳實　建曲　荷葉

伏暑病發熱六日鼻衄邪未發越一候防重

柴胡　黑梔　枳實　桑葉　鮮霍斛　防風

豆豉　竹茹　連翹　丹皮　鮮荷葉

病十日身熱不退便溏胃減夜來煩躁不安兩候防重

柴胡　半夏　只殼　赤苓　藿斛　防風

豆豉　陳皮　連翹　厚樸　荊芥

伏暑病十二日發熱無汗不達舌白脈濡邪未發越恐过兩旬轉重

柴胡　羌活　荊芥　只實　紫蘇　連翹

前胡　獨活　防風　檉柳　藿斛

溫病　發斑　疹瘄　鼻衄　伏暑

十一

伏暑病十日寒熱甚衰舌黄唇焦大便溏尚恐其重

煨葛根　豆卷　淡芩　枳實　建曲　荷葉

柴胡　藿梗　澤瀉　檳榔　通草

病八日身熱得微汗不解舌苔尚白脉象尚濡防其痢

積致重

柴胡　荊芥　枳實　檳榔　半夏　藿梗

豆卷　防風　建曲　川朴　陳皮　澤瀉

病十二日熱不退便尚溏舌不立苔尚恐痢

積皆變

细生地 葛根 牛蒡 紫菀 连翘
淡豆豉 桑叶 前胡 桔梗 丹皮
伏暑病五日病中下泄而黄脉濡数勿遽发攻重
柴胡 防风 枳椇 陈皮 黄芩 半夏
桂枝 荆芥 连翘 藿香 枳实
伏暑挟劳倦并发拈与疏利
豆卷 荆芥 川朴 桑枝 连翘
紫苏 防风 秦艽 只壳
昨晚得畅汗今朝热渐退而亦化就此转机为吉
栀豉 葛根 前藿 半陈 六曲 赤苓 竹茹
温疟 发斑疹瘄 鼻衄 伏暑

十三

病十二日熱仍有汗不解防過而氣增劇

柴胡　枳實　建曲　桔梗　桑葉　蟬衣

豆豉　檳榔　香附　紫菀　牛蒡

病六日熱勢衰而不退舌尖赤刺伏暑頗重殊恐

增劇

豆豉　柴胡　桑皮　枳殼　藿香

黑梔　竹茹　丹皮　建曲　青蒿

病而氣身熱退不盡之舌苔白厚邪未盡達尚

恐增重

淡豆豉　川朴　檳榔　紫蘇　荆芥
黑山梔　枳實　建曲　澤瀉　防風

伏暑病發熱五日，舌白，脈濡，汗過一身，熱重
柴胡　荆芥　半夏　枳實　建曲　藿香
豆卷　防風　陳皮　檳榔　紫蘇　荷葉

伏暑病形寒發熱二日，病前遺精，邪伏陰分，防重
桂枝　荆芥　紫蘇　枳實　半夏　杏仁
豆卷　防風　藿香　建曲　陳皮

病兩候，表邪退而舌白不化，脘痞不舒，尚
恐反復

溫症　發斑　疹痦　鼻衄　伏暑

十四

草果　木香　只壳　半夏　紫蘇
厚朴　檳榔　建曲　陳皮　香附

伏暑濕熱互阻發爲間瘧寒熱並重嘔吐蚘
面目發黃有瘧疾黃疸並發之勢極要小心

桂枝　竹茹　半夏　荊芥　豬苓　澤瀉
黃連　茵陳　陳皮　防風　茯苓皮

風寒 風濕

風寒濕三氣合而为痹防其歷節

荆防 防己 豆卷 桑枝 絲瓜絡 海桐皮 油松節 秦艽 全瓜絡

風邪濕熱深受寒熱似瘧發無定时舌白脉濡弦勿成痎瘧

桂枝 杏仁 猪苓 苓皮 澤瀉 柴胡 防風 荆芥 紫蘇

發瘖不透瘖来寒熱久延不宣

豆卷 防風 防己 桑葉 牛蒡 地膚子 前胡 紫苑 桔梗

新寒夹勞倦並發治以温散

桂枝 紫蘇 荆防 豆卷 秦艽 羌活 檳榔 連翹

風寒 風溼 風邪 瘧疾 瘖疹 感冒 一

倖喜易于感受風寒

前胡 紫苏 半陈 只壳 連翹 赤苓

痧瘄止後發熱錯亂似宜溫解

桂枝 紫苏 荊防 前胡 桑皮 杏貝 橘紅

痧瘄發于寅申巳亥日厥降瘄也止而復作治以溫散兼有

咳嗽亦宜兼顧

桂枝 紫苏 紫苑 吉梗 桑叶 杏仁 荊防 青陳皮

風寒流絡為痠楚

归尾 杜斷 桑枝 絲瓜絡 蘇子 杏橘 防風 防己

風寒發于肺表治以疏散
豉前 菀杏 荊防 杏貝 橘紅 只殼 建曲
風寒新感欬嗽遍体疼痛
豆巻 前胡 紫菀 羌活 防風 厚朴 桔梗 烏藥 杏曲 只殼
昨晚又有寒熱風寒復感也
豉前 荊防 紫苏 桑叶 杏仁 只實 建曲
外感散而氣机尚未和洽
苏梗 香附 半陳 只殼 建曲 杏仁 穀芽
滯漸化而陽氣不通

風寒 風溼 風邪 瘧疾 溼熱 感冒

二

肉桂 乳姜 半夏 青陈 紫苏 香附 谷芽 杏仁

御有新感 凝滞气痛 补剂从缓

橘络 桑皮 玉竹 川贝 川斛 丝瓜络 青陈皮

风寒挟食 形寒发热 头痛 脘痛 舌苔白粘 与通

桂枝 外吴萸卅粒 紫苏子 枳实 查 槟榔 丁 建曲三钱 前胡三钱 荆防各钱

风邪深受 姑与疏散

羌防 藁本 苏梗 桑叶 陈皮 豆豉 建曲

风寒湿尚不化 究防成痺

防己 防风 猪朴 秦艽 桑枝 桑皮 赤芍 苏子 油松节

痰氣互阻風寒新感

三子　荊防　前胡　只殼　桔貝

風寒襲于肺表咳嗽左半停痰楚久延防其偏廢

前菀　杏吉　桑皮　兜鈴　秦艽　絲瓜絡　防己

舌白厚化其半尚宜和脾化濕

蒼白朮　青陳皮　半夏　苓皮　只殼　米仁　川石斛

風濕痛形寒發熱而熱病中遺泄邪戀陰分初熱宜治

與溫散

蘇前　荊防　只殼　連翹　桂枝　牛蒡　陳皮

風寒　風溼　風邪　瘧疾　痘熱　感冒　腹痛　三

大便通而濕毒減

蒼朮　梔朴　丹皮　赤芍　生地　銀花　赤苓　竹節

航海風邪深受始與疏散

柴前　荊防　羌獨　只殼　連翹　桑叶　紫蘇

風寒深受遍體疼痛

防風　防己　秦艽　桑皮　紫蘇　荊芥　當归　羊條

寒邪挾滯互阻為脘痛

川朴　木香　六曲　檳榔　烏附　紫菀　青陳皮

風寒濕三氣互阻

豆卷 防己 秦艽 桑皮 丝瓜络 防风 牛蒡 猪茯

疾痿之体风湿又感腹膨面痿指趾疏散

薄荷 荆防 苏杏 只壳 连皮 桑叶 杏仁

疮身渐衰治以养血活血

归身 生地 丹栀 桑叶 芝麻 稀莶 地肤子

新感风湿引动咳嗽失血旧恙

前胡 桑皮 地骨皮 杏贝 桔杏 款冬 冬瓜子

新寒外来又觉形寒

桂枝 苏前 荆防 只陈 建曲

风寒 风湿 风邪 痉疾 疸也 感冒 外瘍 の

風寒新感食滯內阻

豉前 荊防 只實 建曲 梹榔 紫蘇 青陳皮

肺胃伏熱風寒新感

前杏 桑皮 蔞殼 防吉 穗米 側柏 猬皮

新感風寒頭痛肩背痛

豆卷 防己 荊防 羌活 桑枝 穗前 枳實 建曲

肝腎陰虛之體夜來灼熱久延不宜

青蒿 鱉甲 白薇 歸身 桑葉 丹皮 青陳

寒熱往來陰氣素虧久延防其劫液

黑羔 桑丹 葛香 苑吉 归身

湿邪尚未清泄治以汤丸并进

四苓 吉术 知柏 瞿麦 草梢

風寒外感濕滯內阻

豉前 苏朴 荆防 杏蔻 赤茯 建曲

風邪新感襲于肺表咳嗽特甚不能卧下治与清泄

前苑 杏吉 桑皮 枇钗 柏贝 款冬 冬瓜子

太陽受風为項背强

代針法 香苏 荆芥 半夏 陈皮 青葱

風寒 風痙 風邪 瘧疾 恒热 感冒 外瘍

五

夏令老而濕尚阻所以背部易生毒瘡
細地　芩柏　梔丹　當朴　銀花　夏枯花
風邪深受致痛氣瘀咳嗽姑與疏散
羌防　蘇殼　前杏　桑皮　梗仁　青皮
風寒食滯不化再投疏導
香蘇　前杏　桑皮　青陳　只殼　建曲
痎瘧發于庚申己亥日厥陰瘧也錯而復進今六月
臣覺腹膨肝脾交病殊恐久延
香蘇　荊防　青陳　鷄金散

風寒久羈擬与疏散

前胡 蘇吉 荊防 豆豉 陳皮 只實 建曲

風寒新感血虛氣滞治以疏散養血

蘇前 荊防 歸身 杜仲 秦艽 香附

舌不全化而遍体痠楚得減風濕未盡化也

豉前 秦艽 防己 桑枝 松節 蒼朮 桂枝

外風引動內風為口喎

羚羊 天麻 風化硝 蠍尾 石決明 甘菊 蒺藜

半夏 陳皮 茯苓 鮮荷葉

暑 風寒 風溼 風邪 瘧疾 疸症 感冒 外瘍 六

濕本未盡暑邪易感
滑石 生苡 苓皮 蔻殼 草叶 芦薇 苏梗

暑濕滯阻而氣分被窒
香薷 藿朴 半夏 杏陳 只売 建曲 佛手

暑濕勞倦被夜涼所感
豆卷 前胡 荆防 藿蘇 秦艽 絲瓜絡 桑枝 枳曲

暑風發熱、又熱發熱三日 頭痛 姑與疏散
豆卷 前胡 荆防 蘇藿 羌陳 枳曲 荷叶

頭中之倖 新感暑濕發熱三日 姑從標治

豆卷 前胡 荊防 蘇朴 木香 只曲 腹皮 三鮮

暑濕病發熱不退逾經三日 姑與疏散

豆卷 荊防 蘇曲 枳殼 澤瀉 三鮮

暑濕被新涼所束發熱不退舌苔滿白 姑與疏散

豆卷 蘇朴 荊防 桂枝 草果 枳實 檳榔 建曲 三鮮

暑風濕熱襲於陽明

薄荷 連翹 桑葉 竹葉 荷葉 甘草 梔芩 山楂炭 防風 滑石

暑濕痢疾並作

蘇藿 半夏 木香 六曲 陳皮 澤瀉 荷葉 佛手 玉樞丹

暑邪 風寒 風溼 風邪 瘧疾 痘疹 感冒 外瘍 痢疾 七

舌苔尚白中熱不鮮　再投疏導

川朴　香蘇　青陳　只殼　建曲　荷叶

寒濕痢積挾滯治與疏利

川朴　木香　建曲　只根　荆防　二陳　荷叶　佛手

暑濕阻氣滯以疏利

香蘇　川朴　杏仁　二陳　青皮　上曲　佛手　藿香

暑風濕熱之于陰分表不熱而裡熱膚冷如冰脈緊沃濇防其熱閉

桂枝　豆卷　蘇朴　荆防　二陳　只殼　三鮮

暑風濕熱蒸身熱遍体疼痛姑与疏散

豆卷 前胡 荊防 蘇朴 枳椇 連曲 三鮮

遍体疼痛暑濕仍以疏散

豆卷 荊防 秦艽 桑枝 赤苓 枳椇 連曲 荷[illegible]

暑濕寒滯互阻為水瀉二日脈濡象防其轉變

川朴 炒果 香蘇 只椇 連曲 澤瀉 三鮮

暑風濕熱病下午身熱汗出不透已歷二旬姑与疏散

豆卷 荊防 蘇前 二陳 只曲 三鮮

日晡發熱咳嗽不暢久延漸入怯途

暑邪 風寒 風溼 風邪 瘧疾 疳熱 日晡熱 感冒 痲痧 外瘍 八

阿胶散　桑叶　蒿子　十大功劳　川贝　建曲

暑风湿热交蒸发热咳嗽始与泄泻

前胡　豆卷　荆防　苏吉　桔贝　扁衣　冬瓜子　只曲　荷叶

暑湿寒滞互阻中焦隔拒

炒果　川朴　木香　枳实　槟榔　建曲　香苏　青陈　藿梗　佛手

暑湿寒滞互阻腹痛便泄作呕防其肢冷转筋之变

吴萸　炒果　川朴　木香　吴茱　槟榔　建曲　楂肉　佛手　荷边

暑湿病日晡发热舌白脉濡姑从浅化

豉朴　杏仁　半陈　猪苓　茯苓皮　泽泻　三鲜

暑湿未尽氣機未洽

川朴 杏仁 半陈 薏仁 只曲 通草 赤苓 佛藿

暑湿被新凉所束夜来發热不退舌白脉濡小病前遺感邪侵陰分治与温解

桂枝 苏梗 前胡 杏仁 丹皮 青陈

暑濕時癘上吐下泻三日不止已見脈陷象防其轉筋肢冷自汗之变

草果 川朴 木瓜 只实 槟榔 薑黄 木香

暑湿寒滞互阻先經便泻三日昨發热治踈散

暑邪 風寒 風溼 風邪 瘧疾 夜熱 日晡熱 感冒 病後 外瘍 九

豆蔻　藿梗　川朴　赤苓　六曲　澤瀉

水瀉緩而不止，尚恐增重

川朴　赤苓　只實　建曲　猪苓　腹皮　澤瀉　陳皮　佛手　鮮荷

暑濕寒滯不化，腹痛便泄不止

炒果　川朴　香蘇　赤苓　只殼　曲瀉　三解

久瘧隱隱有欲作之勢，暑邪新感，以渴爲主方

桂枝　茯苓　川朴　荊防　香蘇　只殼　三解

暑濕寒滯互阻，而水瀉曾經夢遺，防其轉筋之變

桂枝　川朴　炒果　乾姜　只殼　曲瀉　赤苓

暑濕本未盡化，今有咳嗽，風邪新感所致
桑叶 杏仁 蘇子 前胡 只殼 建曲 紫菀 桔梗

暑風濕熱交蒸，表不解而發白瘖，舌紅脈數，治與疏散
豉梔 桑葉 牛蒡 蟬衣 淡竹 只曲 三鮮

暑濕被新涼所遏，治與疏散
豆卷 蘇叶 荊防 半陳 只殼 藿香 荷叶

身熱不能退，尚兼暑風，再投溫散
桂枝 川朴 蘇藿 半蘇 荊芥 赤苓 薄荷

舟行暑濕深受，隔拒痢積，發熱便泄，殊恐昏陷

暑邪 風寒 風溼 風邪 瘧疾 夜熱 日晡熱 感冒 痢積 外瘍 十

太乙玉樞丹　柴前　羌獨　桔梗　只殼　藿苏　荷叶

素体筋脉络受傷为右内肘行步不利

防己　防風　秦艽　桑枝　絲瓜络　油松節　旋覆　佶子花　青葱

吐瀉止後氣機未洽而降氣之傷

香苏　白芍　木瓜　青陈　枳殼　建曲　佛手

暑風濕熱病初起寒熱似瘧而不准舌苔白厚脈

象濡弦邪未發越防其變端

豆卷　前胡　蘇朴　荊芥　炒果　枳梗　建曲　二鮮

暑風伏熱襲于肺表

前胡 防風 杏貝 冬瓜子 鉤鉤 三錢

暑風濕熱病七日身熱有汗不解舌苔垢厚異常殊恐逾
候昏變

柴胡 豆卷 荊防 羌朴 蘇曲 只殼 三錢

暑濕病發高振寒熱似瘧不准舌白脈濡數邪未
蒙越防其變病

柴卷 草肉果 只實 檳榔 半夏 蘇陳 三錢

暑濕寒滯互阻為便泄脈象伏濇防其肢冷轉筋之變

草果 檳榔 只殼 川朴 赤苓 建曲 半陳 澤瀉 荊防 荷葉

暑邪 風寒風溼 風邪 瘧疾 夜熱 晡熱 感冒 病後 外感

十一

暑風濕熱病發熱三日汗嘔舌白脈濡病前遺洩 防
貝 鈎重
桂枝 豆卷 荊防 蘇前 只殼 朴曲 三鮮
暑濕病四日身熱無胃痞 防 芬 鈎重
豆卷 荊防 蘇前 六陳 只曲 荷葉
暑濕寒滯互阻便泄 防 芬 夏麯
炒果 川朴 杏桑 只殼 曲滑 香蘇 荷葉
暑濕病發熱而不透指與疏散
豆卷 前胡 荊防 苑吉 陳皮 三鮮

暑濕夾食病身熱不透已防三日脈象沉濡防其熱閉
太乙丹 豆卷 前胡 荊防 川朴 枳椇 蘇曲 三帖

白痦退後舌白苔伏熱未清
桑叶 蒿丹 滑艸 淡芩 黑梔 連翹 通艸

暑濕寒滯互阻為水瀉已防五日脈陷音低已見防其肢冷轉筋之變極為險重
艸果 肉果 益智 干姜 吴萸 川朴 丁香 枳椇曲

暑濕病越五日發熱不透恐与疹散
豆卷 蘇前 荊防 牛蒡 竹茹 枳曲 三帖

暑邪 風寒 風溼 風邪 瘧疾 植熱 日晡熱、感冒 病後 外瘍 十二

瘧後未汗少不透遂陽氣久虛姑与溫解

桂枝 前胡 歸身 半夏 陳皮 厚朴

蘇梗 香附 藿梗 生姜 建曲 荷叶

病延半月寒熱似瘧素有嗜好尚慮變病

桂枝 柴芩 半陳 枳實 赤苓 厚朴 通草 三帖

欲霍亂脈濡小防其肢冷轉筋之變

吳萸 煨果 青木香 木瓜 半朴 陳蔻 佛附 荷叶

病後得陳暑濕之邪未達

蘇梗 荊防 枳殼 建曲 半陳 杏仁 三帖

霍亂之後轉為寒熱已清六日大便溏泄防其愈延成
化火轉變
柴葛　豆朴　荊防　只實　曲滯　三鮮
暑濕夾食病先經胸膺痛繼以發熱咳與疏散
豆朴　蘇前　荊防　枳實　桔梗　連翹　三鮮
暑濕病久雜間瘧之勢治以和解
柴發　荊防　枳實　連翹　半陳　赤苓　三鮮
暑熱深受咳嗽痰吐色黃治從肺
前胡　桑皮　骨皮　枇杷　杏菀　桔梗　通草　甘草　荷葉

暑邪風寒　風溼　風邪　瘧疾　痼熱日晡熱感冒　痢疾　外瘍　十三

暑風病後高拒走絡　法以發表已汗七日天癸適來防
其熱入血室昏陷之變
柴胡　豆卷　荊防　川朴　青皮　只殼　建曲　焦查　玉樞丹
乳霍亂後發熱不退　治与疏散
豆卷　蘇藿　荊朴　荊防　只殼　建曲　杏仁　腹皮　佛手
濕瘧漸化又感暑熱　治宜泄肺
荊苑　杏吉　桑皮　蟬錢　蒡子　桔貝　藿梗　荷葉
指尖微冷目睛發熱是暑風濕熱不化治与和解
柴豉　羌藿　竹茹　姜皮　苓滑　荷葉

暑濕痛腹痛水瀉納熱防其增脹陷轉筋之變
草果 川朴 木香 枳殼 蘇曲 青陳 半夏 荷梗
水瀉暑濕而腹鳴頻痛暑濕未盡化也
荊防 豆朴 蘇藿 草果 枳曲 腹瀉 荷葉
暑濕之邪散而未盡再投疏散
豆朴 荊防 蘇藿 枳殼 曲滑 荷通
日晡熱退只宜清化
藿苓 半蘇 丹陳 苓滑 豆卷 米仁 穀芽 荷梗
暑濕痛滯互阻形寒熱不退腹痛便泄防其轉筋之變

暑邪 風寒 風溼 風邪 瘧疾 夜熱 日晡熱 感冒 痢疾 外感 十四

草果　肉果　益智　川朴　枳椇　曲藿　木瓜　青陳　佛手

素有肝脾不調，現在感受暑濕，腹痛便溏，与疏導。

草果　川朴　查炭　枳曲　青陳　香蘇　荷藿

暑風濕熱病初起兩日，昨發熱頭脹，今朝難退而欲嘔，不解，此霍亂狀也。

蘇藿　豆朴　荆防　吴萸　半陳　吴萸　荷佩

暑風濕挾食滯，先經便泄，繼以下半體浮腫，漸延何止，久延不宜。

豆卷　川朴　防己　防風　鷄金　苓皮　茄皮　荷叶　佛手

孔 霍亂後氣機未洽暑邪未散防有反覆

香蘇 土藿茹 荆防 枳梗 朴曲 半夏 荷叶

暑濕之邪入与陽分發熱不透治与溫散

桂枝 蘇朴 荆防 枳梗 藿曲 半夏 荷葉

暑濕之邪蘊結陽分昨增發熱水瀉治与疏散

豆朴 荆防 香蘇 枳梗 藿青 佛手

暑熱傷氣洩肺不利補劑從緩

桑皮 紫菀 沙參 玉竹 杏仁 柏仁 茯苓 荷葉

暑濕病身熱不退而脉數不揚舌白不化必有反覆

暑邪 風寒 風濕 風邪 瘧疾 潮熱日晡熱 感冒 病後 外感 十五

豆卷 蘇朴 荊防 枳曲 杏荷 秦艽 桑枝

身熱退而便泄止惟昨晚遺精防其變病

蘇藿 荊防 枳曲 枳柳 半陳 荷叶

今早起吐瀉已見眶陷肢冷勢有轉筋霍亂之險

不可忽視

桂枝 附子 吳萸 乾姜 木香 丁香 半夏 青陳

暑濕寒滯互阻大便利積初起三日拈與疏導

卄果 木香 枳柳 荊芥 荷叶 澤瀉

川朴 枳實 建曲 防風 藿香

暑風復感又兼熱毒擾疏散
豆豉　蘇薄　苑吉　荊防　杏貝　枳曲　荷葉
暑濕病後格拒兼熱不透先經吐血脈象沃濇先副病
後服藥
前散　防風　桑皮　地骨皮　杏仁　滑石　荷葉
暑風濕熱〻蒸兼熱頭痛舌黃便秘熱經胃治與疏散
豆豉　荊防　蘇朴　枳曲　杏蔻　三鮮
暑濕深受姑擬表治
川朴　蘇薄　荊防　杏仁　枳曲　通草　荷葉

暑邪風寒〻風溼風邪　瘧疾　夜熱日晡熱　感冒病後　外瘍　十六

酷暑樓居餞手撤閑舌又后白治以芳香疏利
香蘇 藿朴 杏仁 青蒿 枳殼 陳皮 荷叶 佩蘭
暑濕裹滯互阻腹痛不爽幸勿变痢
炒果 川朴 木香 枳椇 建曲 茵陳 蘇藿 荷叶
暑風濕熱交蒸發熱不透治与疏散
豆豉 荊防 蘇曲 只殼 澤瀉 通艸 三鮮
暑濕裹滯互阻治以疏導
炒果 枳實 建曲 紫蘇 澤瀉 鮮藿香
川朴 檳榔 木香 香附 鮮荷葉 鮮佛手

暴暑濕阻　惟氣分不和

香苏　半陈　赤苓　姜皮　川斛　穀芽　佛手

暑濕漸化　尚宜疏利

川朴　香苏　猪茯苓　只曲　半陈　佛手

暑濕冷食互阻　身熱不透　舌苔膩白厚黃　防其逾痧

將重

柴胡　草果　枳實　建曲　姜半夏

前胡　吉梗　檳榔　杏仁　三鮮

暑濕被前涼所束　表熱不透　宜與疏散

暑邪　風寒　風溼風邪　瘧疾　疸熱日晡甚　感冒痲疹　外瘍

十七

豆卷 前胡 荊防 苏藿 枳殼 半陈 厚朴

新感暑邪襲肺喉痒咳嗆先經發熱治与泄肺

前胡 苑吉 桑皮 蝉衣 杏仁 象貝 橘紅 款冬 冬瓜子

暑湿寒滯互阻先經便泄速以身熱一百自脉小治与疏利

草果 川朴 枳殼 赤苓 建曲 豆苏 荊防 藿荷

暑風受重不宜過食寒涼

桑叶 夕利 襲秦 牛蒡 丹皮 磁石 石决 茯神 甘菊

暑風濕熱交熾畏風發熱不退病熱四日治与疏散

玉樞丹 苏前 荊防 豆卷 枳曲 桑叶 二蝉

稍感新涼發熱後倦

豆豉 蘇梗 半夏 六曲 赤苓 桑叶 荷叶

暑濕病發熱四日汗出不徹舌紅黃膩脈滑數邪將化熱幸勿致重

柴芩 梔豉 竹茹 苡仁 枳殼 杏滑 梗通 荷叶

暑溫病發熱一七日有汗不解防其逾劇轉重

柴芩 梔豉 六曲 竹茹 通草 蔞皮 赤苓

日昨身熱未作邪未盡達防其反覆

桑丹皮 豉 葛 苑吉 枳茹 荷梗

暑風 寒溼 瘧 日晡潮熱 感冒 病後 外瘍 十八

據云病熱五日身熱頭蒙 治与疏散

豆朴 荊防 蘇藿 枳曲 半陳 赤苓

暑濕冷食互阻 便溏半月不止 防其轉重

竹果 川朴 枳椇 姜曲 木瓜 吳萸 乾姜 丁香

路途暑濕深受 病熱五日 身熱盛 裏舌白 脈濡數

防其逾劇昏變

柴豉 山梔 蘇藿 枳曲 牛蒡 蟬衣 滑通 荷叶

暑濕被新涼所束 治与疏散

豆前 荊防 蘇藿 杏荷 正氣

暑濕寒滯互阻挾食踈導
草果　枳實　紫蘇　香附　腹皮　鮮荷葉
川朴　木香　藿梗　澤瀉　建曲

暑濕病發熱不透已陸旬病中遺精邪伏陰分防其逾痙厥昏變
桂枝　豆卷　荊芥　枳實　建曲　鮮藿香
柴胡　防風　紫蘇　桔梗　鮮佩蘭　鮮荷葉

素体陰虛內熱近感暑風發熱頭脹四日治與踈散
前胡　荊防　蘇梗　青陳　六曲　荷梗　佛手

暑風寒、溼　瘧　日晡夜熱　感冒　病後　外病

十九

暑風漸散　濕熱未盡

以朴　枳實　建曲　紫苏　香附　佛手

草果　檳榔　陳皮　藿梗　澤瀉

暑濕被新涼所束　發熱不透　治与疏散

豆卷　荊芥　草果　枳實　荷叶

防風　紫苏　檳榔　建曲　藿梗

暑濕裹滯互阻　病起六日　寒熱交作　治与疏散

草果　赤苓　檳榔　豆卷　荊芥　紫菀　前胡

以朴　枳實　建曲　防風　荷叶　藿梗

暑濕寒滯阻氣中焦不通
佛果　枳實　建曲　香附　半夏
川朴　檳榔　木香　蔻仁　陳皮

暑濕寒滯互阻氣分窒痺
藿梗　佛果　枳實　青皮　春砂仁
香附　川朴　建曲　陳皮

暑濕病熱二日身熱頭脹脈象滑數表裏不輕防一轉變
豆卷　羌活　荊芥　枳實　青蒿　鮮藿香　鮮佛手
前胡　獨活　防風　建曲　檳榔　鮮佛手

暑風寒瘧　瘧日晡夜熱　感冒病後　外瘍　二千

病後失調暑濕復聚治與疏散

豆卷　紫菀　荊芥　枳實　建曲　青蒿　荷葉

前胡　川朴　防風　檉柳　佛手　澤瀉

暑濕之邪化而未盡

老藿梗　陳皮　青蒿　建曲　薏米仁

姜半夏　枳殼　澤瀉　佛手

暑濕病發高熱發熱三日不解舌苔白厚脈象浮濡

殊恐其閉之險不可忽視

太乙玉樞丹　藿前　荊防　枳梗　建曲　草果　三鮮

暑溼寒滯互阻先經便泄繼以痢積始與疏導

艸果　木香　檳榔　紫蘇　荊芥　荷葉

川朴　枳實　建曲　二藿梗　防風

暑溼痢積高柜發擾日日不遂脈象沉塞防重

玉樞丹　荊芥　紫蘇　前胡　檳榔　通艸

大豆卷　防風　二藿梗　枳實　建曲　荷葉

溼滯復聚水瀉復劇

圓果　益智　枳實　炒查　建曲　荷葉

艸果　木香　檳榔　麥芽　二藿梗

暑風寒溼瘧　日晡夜熱　感冒痢積　外瀉

廿一

外感之象尚未全徹

豆卷　荊芥　桑叶　牛蒡　地膚子

前胡　防風　蘇梗　蒺藜

暑濕之邪未曾化解

豆豉　紫蘇梗　防風　枳殼　炒麥芽　赤苓

前胡　土藿香　炒查　檳榔　陳皮

暑濕未盡化氣分不調

紫蘇梗　白蔻仁　半夏　只殼　大腹皮　通草

生香附　青皮　陳皮　建曲　佛手

昨晚得汗身熱未作惟遍体痠痛不已

豆卷　防己　桑枝　枳殼　前胡

防風　絲瓜絡　秦艽　建曲　紫蘇

表熱雖未作而舌苔白厚不化濕滯尚阻必有反復

茅朮　枳實　半夏　藿梗　赤苓

川朴　建曲　陳皮　香附

暑濕被新涼所束頭脹足痠指與趾散

藿梗　白蔻仁　杏仁　半夏　鮮佩蘭叶

香附　川朴　只殼　陳皮

暑風寒溼瘧　日晡夜熱　感冒　病後　外感

廿二

病退新寒又感畏風形凛再投温散

桂枝　甘艸　紫蘇　紅棗

白芍　干姜　防風

暑濕久鬱欲發不遂始與洩散

豆卷　川朴　紫蘇　荊芥　半夏　枳實

前胡　荷叶　藿香　防風　陳皮　建曲

暑濕熱疫被風涼所束始與泄散

前胡　吉梗　桑皮　杏仁　建曲

紫菀　桑皮　橘絡　光杏　款冬

強食冒風又經遺精致形寒時作

柴胡 豆豉 枳實 鮮佩蘭叶

桂枝 黑梔 炙草

風復食復今朝三日不退寒熱須防傳變致重

豆豉 黑梔 枳實 川朴 牛蒡 紫菀

前胡 檳榔 建曲 桑葉 蟬衣 吉梗

昨投芳香溫通脈沉濡暑熱舌白頗化但身熱不

退已陈五日防傳變致重

柴豉 荊防 枳實 檳榔 半陈 藿曲 杏仁 荷叶

暑風寒溼瘧 日晡夜熱感冒病發 外寫

廿三

暑濕久鬱氣滯互阻治以疏導

草果　木香　紫蘇梗　枳實　青皮　荷葉

川朴　香附　藿香　建曲　陳皮

暑濕被新涼所束治与疏散

豆卷　荊芥　紫蘇　建曲　澤瀉

前胡　防風　枳實　豬苓

鼻衄而還火久鬱發為瘧瘧瘍瘍血發瘧不可當

鮮地　青麟丸　丹皮　地膚子　鮮茅根　黑芝麻

黃柏　知母　赤芍　黑梔　萆薢

暑風被新凉所束，治與疏散

前胡　荊芥　紫蘇　杏仁　桔梗

薄荷　防風　藿梗　陳皮　建曲

暑濕本未盡，又着新凉

豆豉　藿梗　枳殼　半夏　青蒿

紫蘇　荊芥　建曲　陳皮　薄荷

又着新凉，發熱兩日，加以小便作痛，濕熱本未盡也

豆卷　荊芥　萆薢　滑石　琥珀

紫菀　防風　海金沙　生甘梢

暑風寒濕瘧　日晡夜熱、感冒　病發　外癥　苗

暑濕裏滯互阻吐瀉雖定而氣機未洽姑与疏散

草果　木香　藿香　檳榔　半夏　香附

川朴　紫蘇　砂殼　建曲　陳皮　佛手

暑濕被新涼所束下午發熱不透舌灰白脈濡數姑与疏散

豆卷　荊芥　前胡　藿香　建曲　荷葉

川朴　防風　紫蘇　枳殼　澤瀉

暑濕病七日形寒身熱舌白脈濡、病起遺精耶

入陰分　防重

桂枝　豆卷　荊芥　枳殼　建曲　荷葉

柴胡　紫蘇　防風　檳榔　藿香

暑濕病久、時夜來發熱、牙痛耳根痛、邪在少陽之明防重

柴胡 荊芥 半夏 丹皮 桔梗 連翹

桑叶 防風 竹茹 陳皮 枳殼

暑濕被新涼所束、發病發熱後、邪束鳩連、姑與疏散

荊芥 豆卷 紫蘇 川朴 桔梗

防風 前胡 藿梗 香附 連翹

暑濕寒滯互阻、腹痛嘔吐、防增便泄

暑風寒邪瘧 日晡夜熱 感冒 病後 外瘍

草果　乌附　枳實　建曲　藿香
川朴　蒼朮　檳榔　紫苏　荷葉

暑濕被新涼所束

荊芥　豆卷　紫苏　枳實　半夏
防風　川朴　藿香　建曲　陈皮

痺痛之後往來寒熱舌苔垢厚此風邪新感濕邪
又聚也

豆卷　荊芥　豬苓　澤瀉　半夏
川朴　防風　苓皮　紫苏　陈皮

暑濕被新涼所束，姑与疏散

豆卷　荊芥　紫蘇　只殼　厚朴

前胡　防風　藿香　建曲　荷葉

痎瘧三年，止而復作，今發于寅申巳亥日，厥陰瘧也。現在已發半月，暑濕未化，當从標治

柴胡　紫蘇　荊芥　青皮　只殼　荷葉

桂枝　藿香　防風　陳皮　建曲

暑濕化熱，積蒸溏泄

竹茹　只殼　梔丹　赤苓　通草　二陳　藿香　佩蘭

暑風寒　濕痹　目晴夜熱　感冒　痧核　外瘍

廿六

新感暑濕未化痎瘧咳難遽止

柴胡　陳皮　蘇梗　防風　澤瀉

青皮　香附　半夏　荊芥

風邪新感為頭痛

羌活　前胡　紫蘇　荊芥　佩蘭

藁本　桑葉　藿梗　防風

暑邪內伏風邪新感

前胡　紫菀　杏仁　橘紅　防風　藿梗

桑皮　吉梗　象貝　豆豉　荊芥　荷葉

表虚風邪易感 姑從輕散

前胡 紫菀 杏仁 橘紅 冬瓜子

桑叶 桔梗 象貝 款冬花

痎瘧來已匝月 發於寅申巳亥日 厥陰瘧也 近增

少腹作痛 亦寒湿乃於厥少

桂枝 丁香 紫蘇 青皮 枳殼

吴萸 蓽澄茄 小茴香 陳皮 香附

間瘧已准 但寒戰發熱轉甚 今朝坐轎冒

風更病可危

暑風寒濕瘧 日晡夜熱 感冒 癘穢 外邪

廿七

柴胡　防風　建曲　陳皮　赤苓　藿梗
荊芥　枳殼　半夏　竹茹　荷葉
暑風濕熱病發熱咳嗽頭痛治與疏散
前胡　羌活　紫蘇　桑皮　紫菀　只殼
豆豉　防風　藿梗　杏仁　桔梗
厥陰瘧來頭重少腹痛難減尚宜溫通
肉桂　香附　九香蟲　車前子　吳萸
紫蘇　佛果　杜仲　煨棗　青皮
連日微有身熱皆濕邪內阻

鮮茅根　嫩荷梗　黃柏　陳皮　澤瀉
豆卷　知母　半夏　赤苓
間瘧畧輕而黃疸不退右目脈濡病前下淺所以
手指不溫此邪尚逗留陰分也治從溫解
桂枝　荊芥　川朴　枳殼　茵陳　苓皮
紫蘇　防風　豆卷　建曲　豬苓　澤瀉

暑風寒濕瘧　日晡夜熱　咳嗽　痰稀　外瀉

廿八

痢疾

寒滯不化腹痛痢下如積素有嗜好者大爲不宜

南果 炒果 木香 建曲 吴萸 枳椇 紫菀 防風 荊芥

身熱退盡而大便不通

蘇朴 香附 杏仁 只殼 建曲 麥仁 青陳皮

濕邪挾滯脘腹不舒爲飧泄

蘇朴 只殼 枳椇 木香 建曲 青陳皮 益智仁

飧泄由于脾陽衰遂投理中

理中湯

風邪濕散而大便不行

麻仁丸 杏仁 蔞仁 紫蘇 荊防 腹皮 陳皮 建曲

飧泄暑濕擬理中合四神

高麗參 於朮 製附子 干姜 吳萸 甘杞 肉果 五味 補骨脂

便泄十月之久脾陽大憊口淡者延治以溫養

附子理中湯去參炒 四神丸 雞金散

脾陽衰餒痢後失調

孩參 於朮 茯皮 苓皮 雞金散 枳子 蔻仁

寒滯互阻便下如積

苏朴 炒果 只实 槟榔 建曲 防风 青陈

病后未复近又误饮冷水致大便溏泄时欲作吐肢冷脉小防成霍乱重症

桂枝 吴萸 木香 炒果 厚朴 只实 建曲 二陈

腹膨便溏咳嗽防喘

鸡金散 焦术 苓皮 茄皮 桑皮 苏子 白蔻仁

自去年八月间赤红白积至今不止腹痛久延不直

煨炒果钱 煨肉果钱 煨木香钱 青陈皮 大腹皮

荆归芍 枳壳 紫苏梗

痢疾 大便不通 飧泄 便溏 二

脾陽衰而濕熱阻大便鶩溏已經五月

四神丸　雞金散　枸杞子　菟絲子

便溏不止腹膨面浮理之頗屬棘手

益智　肉果　木香　雞金散　茄皮　苓皮　冬朮

肝腎陽衰大便鶩溏肛门不攝

四神丸　益智　木香　霞天曲　牡蠣　茯神　棗仁

腹膨便溏对血色鮮红濕漸化熱也

香連丸　細地　丹參　枳實　槟榔　焦查　建曲　槐米　側柏叶

濕熱挾滞互阻下痢红積

左金丸　木香　藿梗　焦查　红曲　香苏　枳壳　青皮

風温濕滯互阻腹痛下痢血積

香連丸　紫苏　只实　槟榔　建曲　焦查

下痢不止濕滯尚阻也

四磨飲　红曲　炒查　陈皮　苓泻

水瀉不止尚恐轉重

肉果　炒果　香苏　只实　建曲　槟榔　苓泻　通草

腸胃伏热为便血

川連　側柏　地榆　丹皮　赤芍　青皮　细地　槐米

痢疾　大便不通　飧泄　便溏水瀉便血　三

痢下延今兩月今發熱五日六十五六大年防其變端

豆卷 荊防 前胡 蘇朴 枳實 檳榔 木香 藿香 荷叶

便泄暑濕而氣分未清

蘇朴 青皮 半夏 只實 薑曲 腹皮 蔻仁 佛手

暑風寒滯互阻為便痢

草果 蘇朴 木香 枳實 楂曲 三解

便泄止後陡然膚熱如冰今朝尚陽回來是小心慎變

桂枝 干姜 吳萸 半陳 只曲 佛手

濕邪久鬱近感暑邪今又水瀉治以疏利

香蘇 藿朴 六曲 木香 半陳 澤瀉 荷葉

暑濕夾食下利兼積已滯七日治與疏導

草果 肉果 木香 川朴 枳椇 建曲 半陳 三錢

腹痛便泄止而氣機未洽濕未盡化也

香蘇 川朴 藿梗 薏仁 枳殼 建曲 腹皮 澤瀉 佛手 通草

水瀉經五日已見脘悶音低昨增肢冷自汗防其脈伏轉筋之變

桂枝 乾薑 吳萸 川朴 木香 良薑 益智 澤瀉 佛手

寒濕滯互阻氣分大便溏泄舌苔白防其變病

痢疾 大便不通 飧泄 便溏 水瀉 便血 四

草果 川朴 吴萸 乾姜 益智 枳殼 神曲 佛手

便泄止後舌苔白膩浮黄濕邪尚盛切忌進補

草果 肉果 吴曲 二陳 澤瀉 炙附 蘇梗 佛手

暑濕寒滞互阻下痢白積始與疏散

草果 川朴 荊防 蘇藿 枳殼 建曲 赤苓 荷葉

表熱雖退便泄雖緩但舌苔頗厚老年邪不易達殊恐增變

草果 川朴 赤苓 吴萸 建曲 青陳 腹皮 澤瀉 藿荷

病後本未復楚又勞乏面又浮腫大便下積

炒果 川朴 蘇藿 荊防 苓皮 茄皮 木香 枳曲 佩蘭

水瀉暑減而腹鳴頭痛暑濕未盡化也

荊防 蘇藿 豆朴 炒果 枳曲 腹皮 澤瀉 荷叶

久病止而復劇舌苔尚白脉象尚濡濕滯復聚也

炒果 川朴 木香 枳曲 青陈 腹皮 苓瀉 佛手

表又熱而便不止表裏同病老年久延防變

柴葛 荊防 藿朴 只曲 木香 腹皮 苓瀉 荷葉

暑濕食滯病後復劇

川朴 枳椇 查曲 香蘇 苓瀉 荷藿 荊甲

痢疾 大便不通 飧泄 便溏 水瀉 便血 五

利積止後暑濕挾滯完未清楚必有反覆

以朴 艸果 香蘇 枳殼 木香 藿曲 荊防 荷葉

暑濕夾食下痢白積初起兩日始與疏導

枳實 檳榔 木香 沉香 四味磨汁

以朴 艸果 前胡 羌獨 蘇藿 建曲 荷葉

暑濕夾食先經便泄繼以畏風發熱不適始與疏散

豆前 荊防 枳殼 曲朴 艸果 藿香 荷葉

痢下不止晝夜不已舌苔白厚老年防變

川樸 艸果 香蘇 枳實 半陳 苓瀉 藿香 荷葉

病積減而舌苔漸化但必飲食小心庶無反復

川朴　木香　香蘇　枳曲　炒查　麦芽　澤瀉　荷蒂

食物亂投如何病退

川朴　枳殼　建曲　炒查　麦芽　青陳　香蘇

病下廿餘日不止無如飲食亂投斷難奏效

草果　川樸　枳殼　建曲　丁木　青陳　蘇藿

濕滯又阻水瀉又作再投疏利

川朴　草果　枳殼　建曲　木香　香蘇　青陳

表熱退而腹痛減舌苔亦化惟大便未行

痢疾　大便不通　飧泄　便溏　水瀉　便血　六

前胡　杏仁　只壳　建曲　降香
苏叶　蔻仁　杏仁　通草　三帖
大便不通小溲不利所以胃氣不運
川朴　赤苓　猪泻　半陈　穀芽　川斛
暑濕寒滯互阻下痢白積已兩三日始与疏導
艸果　木香　枳实　紫苏　青皮　荷葉
川朴　建曲　槟榔　藿香　陈皮
暑濕互阻腹痛便泄防其變積
艸果　川朴　木香　枳槟　青陈　苏曲　三帖

還病多日吐瀉發熱脈沉小病前淺楂防重
豆卷 桂枝 炒果 川朴 枳殼 木香 荊防 三錢
休息病三年近增氣急此不忌嘴之故
炒黨參 炒於朮 炒歸身 醋炒升麻 駐車丸
炙黃芪 煨木香 炒白芍 醋炒柴胡 茯苓皮
糞前糞後皆有血延今一年餘面色痿黃而浮腫久
延遂成中滿
炒黨參 炒歸身 醋炒升麻 五茄皮 木香
炒冬朮 炒白芍 醋炒柴胡 茯苓皮 陳香櫞皮

痢疾 大便不通 飧泄 便溏 水瀉 便血 七

二便不甚流利濕熱鬱蒸也

麻仁 半陳 竹茹 只曲 青皮 蔻仁 通草 佛手

暑濕寒滯互阻而起便泄溏而不爽舌苔尚白再投疏利

草果 香附 吴萸 蘇藿 只曲 澤瀉 益智 佛手

暑濕寒滯互阻水瀉泛嘔治與疏導

草果 川朴 柰 枳曲 腹皮 蘇藿 半陳 香附

病經三年又有咳嗽脾肺受病治脾礙肺治肺礙脾之患極為棘手

炒黄芩　炒玉竹　炒山药　青皮　陈香橼皮

炒川斛　炒扁豆　川贝　陈皮

便泄止而复作，舌绛，苔白腻，湿复聚也

川朴　枳实　建曲　生香附　补骨脂

草果　枳椇　紫苏　木香　泽泻

暑风湿热交蒸，发于便泄，皆与踈散

豆卷　荆芥　苏梗　枳实　建曲　鲜佛手

前胡　防风　草果　枳椇　鲜藿香　荷叶

舌苔又化，便泄又止，但此番必要小心

痢疾　大便不通　飧泄　便溏　水泻　便血

八

草果　荊芥　枳殼　大腹皮　紫菀　通草
木香　防風　建曲　赤苓　藿梗
伏熱漸清尚要小心
青蒿　只殼　黑梔　佛手　赤苓
丹皮　建曲　通草　竹茹
病減而口仍消渴胃中不舒也
左金丸　苓皮　麩炒青皮　苡米仁　澤瀉
半夏　麩炒只殼　焦穀芽　赤苓
便泄止後未經便通舌化不尽尚恐反覆

川朴 香橼 只壳 青陈 半夏 佛手 降香

病延一年餘便血浮腫面色痿黄此大脫血症也斷非數劑藥所能愈

高麗參 茯苓皮 歸身 雞內金 沉香

生杞子 五加皮 白芍 陳橘皮 春砂仁

痢減而舌紅不淡泛噁陽明熱也

黄連 苦梗 青皮 赤芍 沉香曲

木香 香附 只壳 丹皮

濕熱夾食病下痢紅白發熱不透來勢不輕擬與通

痢疾 大便不通 飧泄 便溏 水瀉 便血

九

流挽舟法

柴胡 羌活 荆芥 川朴 枳實 建曲

前胡 獨活 防風 木香 桔梗 蘇藿

素停脾虚今殖瀉腹脹者温脾陽

肉果 補骨脂 菟絲子

五味 吳萸 雞金散

利下因減而舌苔不化濕滯尚阻殊恐久延

川朴 益智 萊菔甲 歸尾 槐米

炒果 木香 菁蘇花 沉香曲 地榆

便泄止而復作者兩次矣，皆脾陽不健，食難運化所致

益智　草果　木香　建曲　紫蘇

肉果　川朴　枳實　腹皮　澤瀉

復發不退，已歷四日，大便溏泄，尚恐其重

葛根　豆卷　建曲　川朴　丹皮

前胡　枳殼　木香　桑葉　牛蒡

暑濕之邪，久襲腸胃，便血多注

細地　地榆　歸尾　黃柏　青皮

川連　槐米　赤芍　側柏葉

痢疾　大便不通　飧泄　便溏　水瀉　便血

十

寒滯乃手傷及繞臍痛大便溏泄以溫通

桂枝　川朴　陳皮　枳實

草果　青皮　吳萸　檳榔　澤瀉

利下糞多又舌白得化但引動痔瘡殊為慮事

細地　丹皮　木香　槐米　刺猬皮

黃柏　赤苓　炒查　當歸　象牙屑

現在便泄不止但食難化（運）極要小心

紫蘇　川朴　陳皮　建曲　陳香櫞皮　赤苓

香附　半夏　只殼　雞金　佛手

暑濕裹滯復聚為便洩治與疏利

草果　木香　枳實　紫蘇　藿梗　荷葉

川朴　檳榔　建曲　香附　澤瀉

便血不止夜寐不安頭暈脈軟此去血過多也

臟連丸　白芍　血餘炭　丹皮

歸尾　地榆　茯神　黑山梔

便溏月餘脈頗軟稍參溫養

高麗參　煨肉果　北五味　枸杞子　霞天曲

淡吳萸　補骨脂　益智仁　菟絲子　青陳皮

痢疾　大便不通　飧泄　便溏　水瀉　便血　痔血　土

暑濕夾食下利紅白先有寒熱裏急後重來勢不輕

柴胡　羌活　荊芥　紫蘇　枳實　木香

前胡　獨活　防風　藿香　枳殼　檳榔　建曲

濕熱尚未盡之所以小便黄大便溏

豬苓　澤瀉　香附　陳皮　建曲

茯苓　益智　青皮　大腹皮

暑濕寒滯互阻下痢白多紅少初起四日後重特

甚姑與逆流挽舟法

柴前　羌獨　荊防　蘇朴　枳桔　木香　建曲

暑濕寒滯互阻为病 積聚与疏導

艸果 木香 紫苏 枳實 建曲

川朴 香附 藿香 檳榔 青皮

暑濕寒滯互阻下痢白積二百 舌苔滿白 脈象濡數 来勢不輕

柴胡 羌活 荊芥 艸果 紫苑 通艸

前胡 獨活 防風 川朴 澤瀉 四磨飲

痢下似是白多紅少 小便淋濇

艸果 豬苓 木香 枳實 建曲 炒建曲 萊菔甲

川朴 澤瀉 紫苏 檳榔 炒查 青皮

痢疾 大便不通 飧泄 便溏 水泻 便血 十二

溺血久瀉便後血多不止而舌苔尚是粉白不宜遽補

茅术　知母　黃連　歸尾　赤芍　側柏葉

細生地　黃柏　赤苓　槐米　丹皮

裡熱未清所以大便艱日不行宜麻仁

火麻仁　白杏仁　郁李仁　只殼　陳皮

瓜蔞仁　大麥仁　竹茹　連面　蘇梗

痢後正虛宜扶正和脾

黨參　冬皮　歸身　青皮　棗仁

於术　陳曲　白芍　陳皮　沉香曲

便血畧減而舌苔不化是濕尚阻也
茅朮　知母　木香　槐米　歸尾　丹皮
川柏　黃芩　地榆　側柏葉　赤芍
大便不行腸胃積結
更衣丸　生歸身　紫菀　郁李仁　枇杷葉
全瓜蔞　白杏仁　桔梗　地枯蘿
伏暑下利已經七日後重特甚昨晚有寒熱姑
擬逆流挽舟法治
柴胡　羌活　荊芥　紫蘇　川朴　枳實　建曲
前胡　獨活　防風　藿香　木香　檳榔　澤瀉

痢疾　大便不通　飧泄　便溏　水瀉　便血　十三

伏暑下利紅積，延今半月，舌質光紅，脉象弦細，口中熱糜，素有嗜好，病久傷陰，殊恐呃逆增變，極為棘手。備擬鹹苦入陰法。

人參湯下青麟丸　中生地　炙草　人中白　青皮

阿膠　黃連　白芍　土貝　元參

利下九日，舌轉黃，每利時必腹痛，形滯甚，擬通因通用治。

黃連　紫蘇　犀角　蒿葉花　建曲

青皮　香附　通草　萊菔甲　四磨飲

伏暑寒濕互阻下利白積
炒果 檳榔 枳實 紫蘇 半夏 澤瀉
川朴 建曲 木香 藿梗 陳皮

濕熱互停于腸胃大便不行
更衣丸 火麻仁 紫菀 黑山梔 郁李仁
鮮首烏 大杏仁 吉梗 枇杷葉

伏暑濕滯互阻下利紅積素有嗜好者防其久延變端
炒果 枳實 建曲 炒查 藿梗
川朴 檳榔 紫蘇 青皮

痢疾 大便不通 飧泄 便溏 水瀉 便血 去

大便通後溫热不清

黄連溫胆湯 去草 通草 丹皮 黑栀

濕热聚于腸胃為血利加以肛門下墜此氣虛下陷也

升麻 赤芍 川連 青皮 紅曲

葛根 甘草 地榆 炒查 茱萸

下利紅積不止舌黄厚膩弦濡濕滯內蒸治与通因通用法但素有痔漏不宜久止

清麟丸 川連 青皮 炒查 枳實

川朴 地榆 赤芍 紅曲 澤瀉

大便後必帶血此除濕熱傷陰絡內蘊也

細地　地榆　黄芩　炒查　澤瀉

黄連　青皮　红曲　木香

痢疾　大便不通　飧泄　便溏　水瀉　便血

十五

調經　停經

血虛氣滯　經停兩年　腹時作痛

蘄艾　香附　歸身　杜仲　青陳皮　丹參

經停久之　往來寒熱　咳嗽頗劇　易成乾血重症

青蒿子　生鱉甲　沙參　玉竹　川貝　杏仁　枇杷　牛蒡　阿膠蛤粉炒

月事兩年不來　腹時痛　直養血利氣

二原生地　歸身　杜仲　青陳皮　丹參　澤蘭

血虛而致經事一月兩至

生地　歸身　杜仲　青皮　香附　白薇　烏鰂骨

調經　經停　經勤　抄前　一

天癸来時兩脇作痛臍痛腰陵酸軟也

生地 川芎 天冬 陳皮 桑皮 丹皮 白薇 隱花 絲瓜絡

血虛氣滯經来色淡而作痛

归身 杜斷 香蘇 青陳 烏鰂骨

血虛氣滯天癸先期而腰痛

當归 杜仲 川斷 香蘇 青陳皮 澤蘭 佛手

血虛而熱天癸淋漓

生地 归身 香附 杜斷 丹皮 青陳皮

經事一月兩至又因跌傷絡分

三物旋覆湯　生地　归芍　杜仲　苏子　陳皮

血虚氣滞經行作痛

归芍　香苏　杜仲　青陈　吴萸　半夏　丹参　澤蘭

經停七月晚常發热近日崩中失血欠延防其涉怯

鮮地　桑骨皮　萬鳖　青陈　丹芍　归身

血虚氣滞之停經事愆期而腹痛

原地　杜仲　广陈　归芍　香附

素停陰虚内热自发身皮經事每年未来灼热咳嗽

形瘦脉涸勢將涉怯

調經　停經　經勤　抄前

二

阿膠散　青蒿　鱉甲　白薇　旱蓮艸

天癸通後治宜調和氣血

歸身　杜仲　炒查　青皮　澤蘭　砂仁　佛手

天癸來時寒滯阻而瘀血凝結

歸尾　赤芍　延胡　炒查　丹參　青皮　小茴　枳實　建蘭　澤瀉

天癸通而已淨宜養陰極

生西洋參　小生地　歸尾　杜仲　香附　青陳

天癸來而咯血止頗有倒經之狀營虛而熱也

細地　茜艸　旱蓮　女貞　歸身　青陳　川貝　棗仁　生藕節

天癸淋濁初愈而胃痛特甚加以畏風發熱此營衛虛
而外感暑邪也
荊芥 防風 桂枝 歸身 牛膝 藿香 豆豉 車前 荷葉
天癸甫通之際即淋濁不止少腹結痛此必有故也防崩
蒲黃 五靈脂 大生地 歸芎 川斷 青陳 四製香附
淋濁未愈腹痛不止
延胡 香附 歸身 杜仲 川斷 吳萸 茴香 青陳
厥少之氣窒痺經事愆期少腹作痛
茯苓 杜仲 車前子 小薊 青陳 延胡 澤蘭 炒查 香附
調經 停經 經勤 抄前

三

年餘往來灼熱　氣嗆咯血　勞瘵著理之棘手

生地　玉竹　枇杷　杏仁　青蒿子

沙參　桑皮　川貝　鱉甲　軟白薇

氣嗆之象得止　惟少腹作痛　經事不至　究非所宜

大生地　白薇　青蒿子　澤蘭　杜仲

歸身　鱉甲　丹參　延胡　川斷　晚服寧坤丸一粒

經居三月　脈頗滑　頗有恩阻象

老蘇梗　春砂仁　青皮　歸身　佛手

生香附　白蔻　陳皮　淡芩

原書此處缺葉

懷娠九月少陰司胎現在暑濕裹滯互阻為便溏防
其轉筋動胎之險斷斷不可忽視
草果 川朴 木香 蘇藿 香附 青陳 腹皮 砂仁 佛手

肝胃濕熱內擾
川連 只殼 竹茹 半陳 黑梔 青蒿 北秫米

產後未經轉今又泛嘔脈滑此又屬孕象
香蘇 青陳 砂仁 佛手 炒只殼 竹茹

經居三月脈滑娠兆也嘔吐腹脹名曰惡阻
香蘇 砂仁 青陳 只殼 續斷 陳香櫞皮 佛手

投香蘇以安胎嘔吐腹痛得止仍遵前法損益

嫩藿梗　歸身　續斷　青皮　春砂仁

生香附　白芍　杜仲　陳皮　焦穀芽

經停四月而脈象尺滑是為孕象姑以調和氣血

蘇梗　歸身　續斷　青皮　佛手

香附　白芍　杜仲　陳皮　穀芽

胎前　子嗽

二

產後

產後咳嗽已八日三天之延不宜辛散 枇杷 杏貝 橘紅 紫菀 冬瓜子 款冬 歸身

灼熱咳嗽甚至不能臥下脈促形削怯子著矣

洋參 沙麥 阿膠 枇杷 杏貝 白薇 蒿鱉 十大功勞

投化濕利氣舌苔略化惟咳嗽轉甚吐痰色綠產後三年肺腎陰虧已極今宜錢氏法立方

補肺阿膠湯 沙參 川貝 橘紅

肝脾漸調惟產後血虛宜參扶養

參鬚　益智　藿梗　川斷　青皮

於朮　肉果　香附　杜仲　陳皮

半產尚未匝月，頭暈自汗，宜參養營

歸身　續斷　茯神　青皮　炒查

小生地　杜仲　淮小麥　陳皮